"医生有话说"系列

主编 王华 李晔 刘盛盛

谈「核」色变？

结核那些事儿

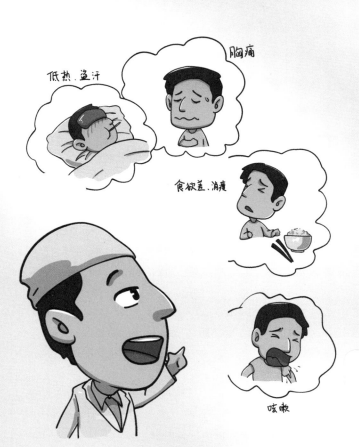

低热、盗汗

胸痛

食欲差、消瘦

咳嗽

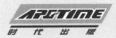
时代出版传媒股份有限公司
安徽科学技术出版社

图书在版编目(CIP)数据

谈"核"色变？:结核那些事儿 / 王华,李晔,刘盛盛
主编.--合肥:安徽科学技术出版社,2025.1.("医生有
话说"系列). -- ISBN 978-7-5337-9114-8

Ⅰ.R52

中国国家版本馆 CIP 数据核字第 2024QW5602 号

谈"核"色变？——结核那些事儿
TANHESEBIAN　JIEHE NAXIE SHIER

主编　王　华　李　晔　刘盛盛

出 版 人：王筱文　　选题策划：陈　军　黄　轩　　责任编辑：钱湘林
责任校对：黄　轩　　新媒体编辑：刘　霖　　　　责任印制：廖小青
装帧设计：朱　婧
出版发行：安徽科学技术出版社　　　　http://www.ahstp.net
（合肥市政务文化新区翡翠路 1118 号出版传媒广场,邮编:230071）
电话：(0551)63533330
印　　制：合肥华云印务有限责任公司　　电话：(0551)63418899
（如发现印装质量问题,影响阅读,请与印刷厂商联系调换）

开本：720×1010　1/16　　印张：11.5　　字数：240 千
版次：2025 年 1 月第 1 版　　2025 年 1 月第 1 次印刷

ISBN 978-7-5337-9114-8　　　　　　　　　　定价：58.00 元

本书编委会

主　编：王　华　李　晔　刘盛盛
副主编　[按姓氏拼音排序]：
　　　　程　洁　侯　婧　刘晓宁　孙　红
　　　　陶满意　姚　超
编　委　[按姓氏拼音排序]：
　　　　程　洁　程雯雯　侯　婧　黄鹏飞
　　　　李　梅　李　晔　刘盛盛　刘　双
　　　　刘晓宁　梅　恒　孟　婧　彭　玲
　　　　沈德培　孙　红　陶满意　王　华
　　　　夏　青　杨　娟　杨　淇　姚　超
　　　　张毕玲　张　雷　张新宝　查兆煜
　　　　章鑫丽

丛书编委会

  结核病是最古老的疾病之一，曾以"白色瘟疫"之名在人类历史上留下深刻烙印。它的存在，见证了人类与疾病不懈斗争的历史。自1882年罗伯特·科赫揭示了结核分枝杆菌的真面目以来，我们对这一疾病的认识和应对策略不断深入和优化。1943年链霉素的问世，开启了结核病治疗的新纪元。然而，耐药性的挑战、人口流动的加剧以及社会经济的复杂性，使得结核病防治之路依然荆棘丛生。世界卫生组织《2024年全球结核病报告》显示，2023年全球估算新发结核患者数1 080万，耐多药/利福平耐药结核患者数40万，因结核病死亡人数125万；我国2023年新发结核患者数74.1万，耐多药/利福平耐药结核患者数2.9万，死亡人数2.5万；结核病防控形势依然非常严峻。结核病不仅是一个医疗问题，更是一个公共卫生和社会问题，需要我们共同面对和解决。正是在这样的背景下，本书应运而生。作者凭借深厚的专业知识和对医学教育的热忱，为我们带来了一本全面而详尽的结核病科普读物。拜读全书，内容翔实、系统、全面，具有很强的科学性、先进性和实用性。它以问答的形式，将复杂的医学知识转化为平易近人的语言，旨在提供结核病的预防、诊断、治疗以及生活护理等方面的知识，帮助广大读者更好地理解和应对这一疾病。

  本书不仅是医学知识的宝库，更是传递关怀与承诺的信使。我相信，每一位读者，无论是患者、家属还是普通大众，都能从中获得宝贵的信息和力量。在此，我要向所有参与本书编写的同仁们表示衷心的感谢，是你们的辛勤劳动，让这本科普作品得以问世，为终止结核病贡献了一份力量。同时，也期待着本书能够激发更多读者防病治病的意识，共同参与到结核病的防控中来。

首都医科大学附属北京胸科医院

唐神结

2024年9月于北京

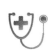

在人类历史的长河中，结核病以其"白色瘟疫"的恶名，长期困扰着人类的健康与生存。从远古时代至今，人类与结核病的斗争从未停歇。每一次对结核病的认知突破和治疗进步，都是人类智慧与勇气的体现。然而，时至今日，尽管我们在结核病的防治上取得了显著成效，但这一古老疾病依然在全球范围内肆虐。《2024年全球结核病报告》显示，2023年全球新发结核患者数高达1 080万，耐多药/利福平耐药结核患者数达到40万，因结核病死亡人数估算为125万。我国仍是全球结核病高负担国家之一，结核病是不容忽视的公共卫生挑战。

尽管结核病历史悠久且严重影响人类健康，但遗憾的是，大部分公众对它的认识和理解仍然比较薄弱。这种认知的不足，不仅影响了疾病的预防与控制，也在一定程度上阻碍了结核病防治工作的有效推进。结核病患者及其他公众也迫切希望了解更多的结核病相关知识。有鉴于此，我们组织安徽省胸科医院结核科专家共同编写了这本《谈"核"色变？——结核那些事儿》。本书旨在通过深入浅出的方式，普及结核病的相关知识，提高公众的认知水平。

本书以问答的形式，系统地解答了关于结核病预防控制、诊断、治疗、治疗中的不良反应、耐药结核病、特殊人群结核病以及生活护理等方面的疑问。在撰写过程中，我们力求做到知识正确、系统全面，同时注重科学性与实用性的结合。我们希望通过这本书，读者不仅能够了解结核病的来龙去脉，更能够掌握科学的防治方法，从而在日常生活中做到有效预防、及时发现和正规治疗。

本书在编写过程中，得到安徽省胸科医院和安徽省结核病防治研究所领导的大力支持。在此，我们向所有参与本书编写、审校和出版工作的领导和同仁们表示衷心的感谢。我们希望这本书的出版能够激发更多读者对结核病防治工作的关注和参与，共同为构建一个无结核的世界贡献自己的一份力量。

由于编写时间仓促，业务水平有限，出现错误在所难免。敬请读者不吝赐教，给予宝贵的评判与指正。

安徽省胸科医院结核科

王 华

2024 年 9 月 30 日

引言

第一篇　结核病的预防与控制

第二篇　结核病的诊断

第三篇　结核病的治疗 57

第五篇　耐药结核病

第七篇　结核病患者的生活护理 143

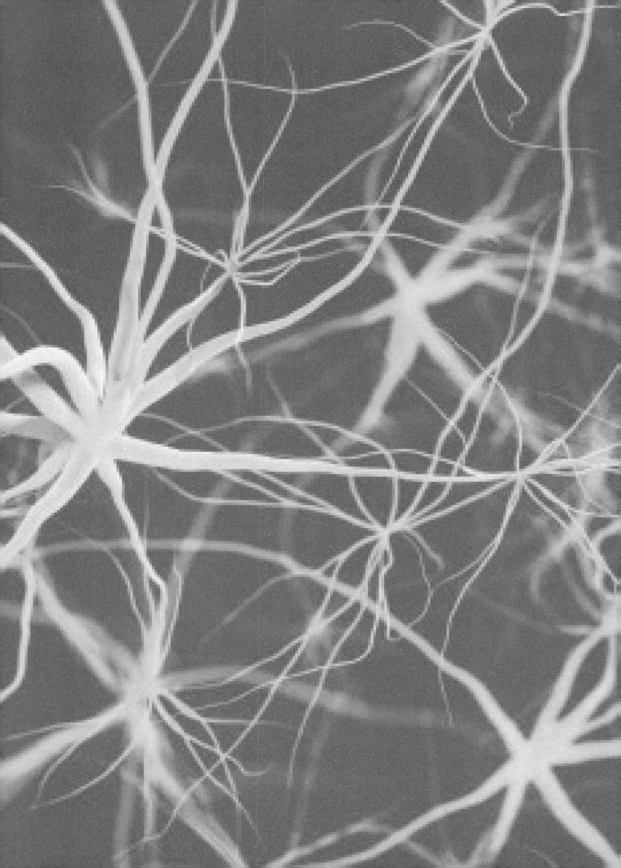

故事一

结核菌的败退：一场家庭防疫战

在一个温馨的家庭里，结核菌甲和乙正在策划一场侵袭。甲菌对乙菌说："听好了，小乙，这家老太太已经被我感染了。但任务还没完成，家里还有小孩呢，就交给你了。"

乙菌领命，却心生疑惑："大哥，为啥你不去呢？"甲菌无奈地回答："我要是能动，早就去了！"原来，老太太被确诊后，家人立刻采取了行动，送医治疗，全面消毒，通风换气，让甲菌动弹不得。

甲菌哀叹："如果老太太成了痰涂片阳性患者，我的传染性会更强，那孩子也难逃我手。但现在，她已经开始规律服用抗结核药，看来我命不久矣。"

乙菌焦急地问："大哥，我该怎么救你？"甲菌命令道："快去感染那孩子！"乙菌转身离去，却很快败下阵来："大哥，这孩子抵抗力太强，我打不过他。"甲菌提醒："肯定是接种了卡介苗，这疫苗能让我们结核菌无从下手。"

乙菌不甘心："那我去感染那对夫妻，再让他们传染给孩子。"但再次失败："这对夫妻已经做了肺结核筛查，预防措施比我动作还快。"甲菌愤怒："接种卡介苗、控制感染源、筛查接触者，他们真是好手段！"

突然，乙菌惊慌："大哥，我脖子上这是什么？我怎么也被绑起来了？"甲菌垂头丧气："完了，他们早发现、早诊断、早治疗，我们已经无处可逃。"乙菌痛哭流涕，两菌最终败在了这个家庭的防疫智慧之下。

谈『核』色变？——结核那些事儿

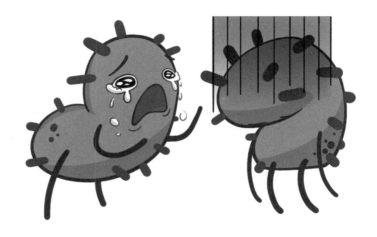

疫苗打了，怎么还会患肺结核？

糖尿病患者为什么更容易得结核病？

故事二

山村的希望之光：小伙子筑起抗击结核病的防线

在一个小山村里，生活着一个名叫李华（化名）的年轻人，他家境贫寒，却心怀希望。一天，在田里劳作的他被一阵急促的咳嗽声打断。他抬头望去，只见村里的老者张大爷，身影瘦弱，步履蹒跚。

李华没有犹豫，立刻放下手中的农具，冲上前去搀扶张大爷。他发现大爷咳嗽剧烈，面色苍白，额头上布满了汗珠。这一幕让李华心中一紧，因为他知道，村子里曾有人因类似的病状而离世。他迅速将张大爷带回家中，安排他躺下，端上热汤。面对村民们的迷信和恐慌，李华决定打破陈规，他骑着自行车，穿越田野，直奔镇上的医院寻求帮助。

在医院，李华向医生详细描述了张大爷的症状。医生认真倾听后，告诉李华，张大爷很可能患上了结核病，这是一种通过空气传播的疾病，若不及时治疗，后果不堪设想。得知真相的李华心急如焚，他知道必须立刻行动。他请求医生的帮助，并返回村子，向村民们宣传结核病的真实情况和预防措施。

在李华的召集下，村民们聚集起来，医生向他们详细介绍了结核病的传播途径和预防方法。李华鼓励大家摒弃迷信，相信科学，及时就医。随后，李华联系了镇上的卫生部门，请求他们提供防疫支持。在李华的带领下，村民们开始改善个人卫生，清理环境，共同努力防控结核病的蔓延。

引言

经过一段时间的努力，村子里的疫情得到了有效控制，张大爷也在医生的治疗下逐渐康复。村民们对李华的敬佩和感激之情溢于言表，称赞他是个勇敢而智慧的青年。李华并未因此自满，他深知防治结核病是一场持久战。他决心继续为村民提供医疗服务，守护他们的健康。

李华的故事在村子里被传为美谈，他成了大家心中的英雄。他的行动不仅驱散了迷信的阴霾，也让村民们认识到科学的力量。从此，李华和村民们一起，携手抗击结核病，为创造一个更健康、更美好的未来而不懈努力。

骨关节结核会导致截瘫吗？

故事三

那些年的那些事：结核科医生的见证与感悟

在十余年的结核科医生生涯中，我见证了无数的喜怒哀乐，领受了人间的温情与冷漠，陪伴患者经历了一次又一次的痊愈，也有无法回避的失去……

有些患者初闻肺结核的诊断，以为是肺癌的阴霾散去，欣喜若狂，仿佛重拾了生活的甘甜；而有些患者，面对肺结核的确诊，却如晴天霹雳，难以接受，怀疑误诊，抗拒治疗。病房中，有的患者床边鲜花簇拥，亲朋好友围坐，笑声中传递着关爱；也有的患者，孤独地躺在病床上，无人照料，寂寞中更显凄凉。许多患者，在规范的治疗下，战胜了病魔，重获健康；然而，也有患者因为拖延或不规范治疗，最终离我们而去。

一次我值夜班，急诊科送来了一个面容憔悴的年轻患者，他30岁出头，却因长期的咳嗽和忽视，骨瘦如柴、卧床不起。他的妻子陪伴在侧，从她口中我得知，他游手好闲，因赌博输掉了家底，亲人疏远，家庭破碎。这次他觉得不到医院就不行了。经过检查他被确诊为肺结核和肠结核。病魔的折磨，让他开始反思并配合治疗。经过一年的规范治疗，他终于痊愈，重获新生。他开始珍惜生命，珍惜家人，现在和他父母一起经营一些小生意，生活越来越好。

不久前，门诊大厅里，一位老大爷突发大咯血，情况危急。医护人员迅速响应，与时间抢夺生命。经过积极抢救老大爷转危为安。原来这是一位老结核病患者，结核病史十余年，他一直不规律用药。此次因为间断咯血，吃了结核药也不管用，所以来我们医院，没想到刚到医院没多久，就突发大咯血，差点丢了性命，旁边的患者、家属都在说幸亏他是来了医院，要不然就危险了。经过这次抢救，他也明白了结核病的后果如此严重，他连连说：以后一定好好治疗，好好听医生的话。

在十余年的结核科医生生涯中，我见证了亲情的力量，爱情的坚守，友情的温暖，也经历了生死离别，体验了人生的起伏。每一位患者的故事，都是我宝贵的记忆，每一次治疗的成功，都是我前行的动力。愿我们共同努力，提高对结核病的认识，普及规范治疗的重要性，终结结核病的流行，守护每一个生命的健康与尊严。在这条道路上，我将继续以医者之心，温暖每一个需要帮助的灵魂。

结核病为何"偏爱"老年人？

故事四

冬夜"120"急驰：一位女大学生的结核病抗争记

在一个寒风刺骨的冬夜，安徽省胸科医院的宁静被一辆救护车的急促警报声打破。救护车如同一道闪电，划破了夜空，带来了一位20岁左右的姑娘。她面色苍白如纸，湿漉的发丝紧贴在脸颊上，嘴角还残留着血渍，情况紧急。

姑娘是一名在校大学生，原本在学校计算机房里专心致志地做作业，却突然感到不适。回到宿舍后，她竟大口咯血，这一幕让同学们惊恐万分，立刻拨打了急救电话"120"，于是便有了这紧张的一幕。

急诊室的医护人员迅速投入抢救，经过一番努力，姑娘的病情终于稳定下来。她的同学们也终于松了一口气，他们热情地帮忙，陪伴着姑娘度过了这个难熬的夜晚。第二天，检查报告出来了，医师初步诊断是肺结核引起的大咯血。消息一出，原本热情的同学们却因为担心结核病的传染性而纷纷离去。

结核病，这个以呼吸道传播为主的传染病，确实让人闻之色变。但事实上，随着医疗技术的发展，结核病已不再是不治之症。在中国，每个新生儿在出生的第一天就会接种卡介苗，预防结核病。即使不幸患病，只要遵循早期、全程、规律、联合、适量的治疗原则，治愈率也能高达90%。

国家对学校结核病问题非常重视。这位患病的姑娘，在医师的指导下，认真接受治疗，一年后，她康复返校，重拾书本。

学校和合肥市疾病控制中心也迅速行动，对与患者相关的环境和人群进行了筛查，确保了对疫情的控制。

　　结核病其实并不可怕。它是一种可防可治的疾病。只要我们注意合理饮食，加强体育锻炼，保持良好的生活习惯和免疫状态，就能有效地抵御这种外来的侵犯。

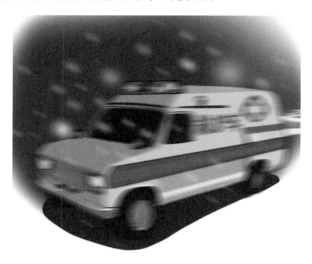

导致学生休学的肺结核有多可怕？

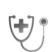

故事五

坚守与希望：殷先生一家的结核病抗争史

在铜陵市枞阳县，殷先生一家的故事，充满了挑战与坚持。20多年前，殷先生的父亲首次与结核病"狭路相逢"，经过数月治疗后康复。然而，命运的考验并未就此结束。数年后，殷先生的妻子遭遇了更为棘手的广泛耐药结核病，这让全家再次陷入了漫长的求医之路。

面对药物的局限性和妻子日益恶化的病情，殷先生一家几乎陷入了绝境。但就在2017年底，殷先生的母亲也被诊断出肺结核，这无疑是雪上加霜。经过两年艰难的治疗，效果并不理想。2019年底，殷先生带着母亲来到省级专科医院，终于在2021年9月迎来了停药的曙光。同年，随着新药的出现，殷先生妻子的治疗方案也迎来了转机。经过两个月的治疗，妻子的病情有了显著好转，痰培养首次呈现阴性。

然而，命运似乎总爱开玩笑，2021年11月，殷先生在一次体检中也被诊断出肺结核。这一消息对全家来说无疑是沉重的打击，家里的顶梁柱似乎也要倒下了。殷先生开始了艰难的治疗之路，疾病和生活的双重压力让他在治疗20天后出现了精神疾病症状。但在医护人员的关怀和治疗下，他逐渐好转，重拾了对生活的信心。2023年九十月间，殷先生和妻子终于等来了停药的日子。

回首这20多年的风雨历程，殷先生感慨万分。一家人先

引言

后患病，不仅花光了家中积蓄，也给他带来了巨大的精神压力。但他始终坚信，只要不放弃，就有希望。他感激遇到的好医生，感激那些及时规范的治疗，让他和家人重获健康。

在此，我们也呼吁社会各界关注结核病，提高防护意识，关爱每一位结核病患者。让我们伸出援手，奉献爱心，帮助他们早日战胜病魔，重拾健康的生活。

肺结核患者如何补充缺失的营养？

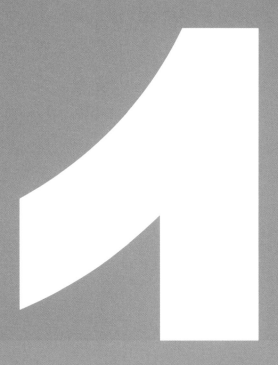

第一篇　结核病的预防与控制

1.什么是结核病?

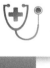

结核病,是由一种叫作结核分枝杆菌的细菌引起的疾病。这种细菌通过空气传播,可以悄悄地进入我们的身体。结核分枝杆菌喜欢在血液充足、氧气多的地方"安家",所以它最常出现在我们的肺部,形成肺结核。不过,结核分枝杆菌并不"挑食",它也可能跑到身体的其他部位,比如大脑、淋巴结、肠道或骨头里,这种情况我们称之为肺外结核。结核病有两种状态:潜伏性和活动性。潜伏性结核感染就像是结核分枝杆菌在我们体内"潜伏",免疫系统像保镖一样保护我们,不让它们"闹事"。在这个阶段,我们通常不会感到不舒服,也不会传染给别人。但是,如果免疫系统的"保镖们"累了或者疏忽了,结核分枝杆菌就可能变成"坏蛋",开始在我们身体里"捣乱",这就是活动性结核病。肺结核在活动期是具有传染性的。目前结核病仍然是全球健康的一大威胁,每年都有很多人患病,甚至失去生命。我们的目标是让更多的人了解结核病,这样我们就可以一起努力,减少它对人类的危害。

谈『核』色变?——结核那些事儿

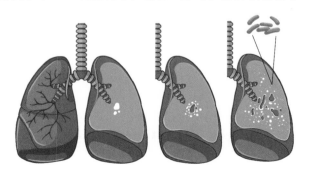

2. 现在还有人得结核病吗？

确实，结核病这个古老的疾病并没有完全消失。根据世界卫生组织的《2024年全球结核病报告》，2023年全球有1 080万人被诊断出结核病，因结核病死亡人数为125万，这个数字还是挺惊人的。我国结核病的发病人数在世界上排第三，2023年估算的结核病新发患者数为74.1万。结核病仍是目前我们国家面临的一个重大的健康挑战。

3. "世界防治结核病日"是怎么来的？

这个特殊的日子起源于1882年3月24日。当时德国的一位了不起的科学家罗伯特·科赫在柏林宣布了一个重大发现——结核分枝杆菌。那时候，结核病在欧美国家非常流行，科赫的发现为抗击这种疾病提供了重要的科学基础，让人们看到了战胜结核病的希望。100年后的1982年3月24日，为了纪念科赫的发现，国际防痨协会和世界卫生组织倡议举办了一系列活动，并提议设立"世界防治结核病日"。这个建议得到了国际防痨协会理事会的采纳。1995年年底，世界卫生组织为了进一步推动全球结核病的预防和控制工作，与其他国际组织一起，倡议将3月24日定为"世界防治结核病日"。于是，1996年3月24日，我们迎来了第一个"世界防治结核病日"。这个日子提醒我们，无论过去还是现在，我们都在为一个没有结核病的世界而努力。

4.结核分枝杆菌在不同的环境中能存活多久？

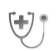

结核分枝杆菌在不同环境下的生命力还挺顽强。比如，在干燥的灰尘里，它能活 8~10 天；要是在干燥的痰里，它甚至能熬半年多。在又冷又湿的地方，它也能撑上好几个月。更厉害的是，在冰天雪地的低温下，它可能一待就是好几年。不过，它也有弱点。碰上 70% 的酒精，它基本上两分钟就玩完了。但对于一些消毒剂，比如 5% 的苯酚，它还挺能扛，得花上一整天才能被消灭。当家中有结核病患者时，保持家居卫生，定期消毒，确保室内干燥通风，是减少结核分枝杆菌潜伏的好方法。紫外线也是它的敌人，在太阳光下晒上 2~7 小时，或者在紫外线灯下照射 30 分钟，都能有效地杀灭结核分枝杆菌。

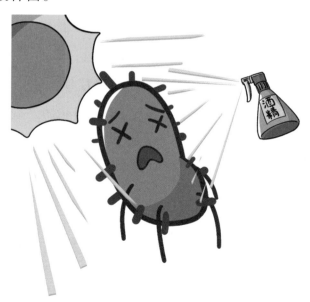

5.结核病的流行具有季节性特点吗？

结核病虽然一年四季都可能发病，但在某些季节它似乎更加"活跃"。研究指出，春季和冬季结核病的发病率会有所上升，而秋季和夏季则相对降低。这种现象可能和冬天人们更多待在室内、空气流通不佳有关，这为结核分枝杆菌的传播提供了"温床"。同时，冬季阳光较少，可能导致人体维生素D水平下降，影响免疫力，使结核病更容易发作。此外，冬季新鲜蔬菜和水果的摄入量可能减少，影响营养均衡，进而影响身体对疾病的抵抗力。气候因素，如温度和紫外线水平的变化，以及其他呼吸道疾病在冬季的高发，也可能与结核病的季节性发病模式有关。值得注意的是，空气污染，尤其是PM2.5在冬季的浓度升高，可能也会带来结核病的季节性发病高峰。

6.结核病是怎么传播的？

结核病主要通过空气传播。当一个患有活动性结核病的人咳嗽、打喷嚏或者大声说话时，就像是在空气中播撒了隐形的种子——带有结核分枝杆菌的飞沫。这些微小的飞沫可以悬浮在空气中，如果有人不小心吸入了这些飞沫，就可能被感染。但别担心，不是所有的结核病都具有传染性。比如，如果结核分枝杆菌跑到了大脑、淋巴结、肝脏或者骨头里，这种情况叫作肺外结核，它们通常不会传染给周围的人。还有，那些只是感染了结核分枝杆菌但没有发病的人，也就是潜伏感染者，他们也是没有传染性的。

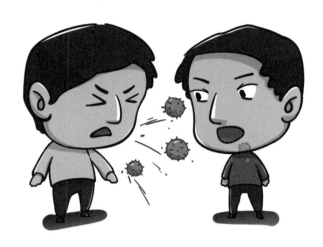

 7.痰检阴性的肺结核患者是否一定不具有传染性？

 痰检阴性的肺结核患者是指在实验室检查中未检测到结核分枝杆菌的人，通常被认为传染性较低或不具传染性。但实际上，痰检阴性并不能完全排除传染性，因为可能存在间歇性排菌，即患者只在某些时段排出结核分枝杆菌。此外，采样技术不当，如痰液采集被唾液污染或未采集到合格样本，也可能导致假阴性结果。检测技术的敏感性和特异性限制，以及患者已经开始的抗结核治疗，都可能使痰检显示阴性。疾病阶段和细菌量低于检测阈值同样可能影响检测结果。因此，评估传染性需要综合考虑临床症状、影像学检查和整体健康状况。医生会依据这些综合信息来判断患者的传染性，制订治疗策略，确保患者得到适当的管理和治疗。

8. 与肺结核患者接触后一定会被传染吗？多久能检查出是否被传染？

　　结核病的传播并不是接触了就一定会发生，它受多种因素的影响。如果肺结核患者咳嗽时释放的细菌多，细菌的"战斗力"强，或者接触者的身体抵抗力不够强大，那么被传染的风险就会增加。但如果情况相反，风险就会小很多。一旦肺结核患者开始接受正规的治疗，他们的传染性会逐渐降低，这就像是给细菌的"战斗力"踩了刹车。如果担心自己可能被传染了结核分枝杆菌，可在接触后的4~8周进行结核病筛查。这是因为结核分枝杆菌进入身体后，身体需要经过一段时间才能建立充分的免疫反应。

9. 肺结核治疗多久才不具传染性？

　　一般来说，如果患者体内的结核菌对药物反应良好，在治疗3周后，患者咳嗽时喷出的飞沫中的结核菌数量就会大大减少，传染给别人的风险也小多了。但是，这并不意味着可以立刻摘掉"传染源"的标签。为了确保周围人的安全，患者需要坚持完成整个治疗过程。标准的肺结核治疗可能需要6个月或更多的时间，而对于那些比较难对付的耐药结核菌，治疗时间可能会更长，18~24个月也是有可能的。每个人的身体和病情都不一样，所以治疗见效也会有快有慢。患者应定期去医院检查，根据痰检结果由医生做出综合性判断。

10.家人均没有患肺结核，我为什么会得上？

肺结核并不是遗传病，它是一种通过空气传播的呼吸道传染病。如果有人发现自己得了肺结核，很可能是不知不觉中接触到了有传染性的肺结核患者。肺结核的潜伏期可以很长，当结核菌进入体内后，它并不会立即引起疾病。很多时候，我们的免疫系统能够控制住这些细菌，让它们暂时"休眠"。但如果有一天，因为某些原因我们的免疫力下降了，这些细菌就有可能醒来捣乱。此外，有些患者在出现咳嗽、咳痰这些症状之前，他们的唾液就可能已经带有结核菌了。但因为他们看起来好好的，别人也不知道，所以不知不觉中有人就可能被传染了。

11.结核病会遗传吗？

结核病并不是一种遗传病，它是由结核分枝杆菌引起的，主要通过空气传播给其他人。不过，有些人可能天生就容易感染结核病，这和他们的遗传基因有关。科学研究发现，不同人对结核病的抵抗力和易感性，确实有一部分是由遗传决定的。简单来说，结核病不会像遗传病那样直接从父母传给孩子，但如果家里有人容易得结核病，可能和家族的遗传基因有关。此外，有一种非常少见的情况叫作先天性结核病，是宝宝在妈妈肚子里就感染了结核分枝杆菌，但这和遗传病是两回事。

12. 哪些人容易得肺结核？

结核病这个不请自来的"客人"，并不是每个人都会"拜访"。它挑人，主要看两件事：一是碰上的结核菌有多少，二是身体抵抗力有多强。如果一个人生活压力大、作息乱七八糟、经常精神紧绷、非常劳累，或者吃得不够好，那结核菌可能就会来找麻烦。比较容易"中招"的人有：跟肺结核患者住在一起或经常在一起的家人、朋友、同学、老师、同事；在医院工作，经常接触结核病患者的医生和护士；感染了艾滋病病毒的人；有糖尿病，患有肿瘤或其他疾病，以及长期服用免疫抑制剂的人。还有一些年纪较大的人，如果有慢性病或者有抽烟、喝酒等不良习惯，也更容易得肺结核。

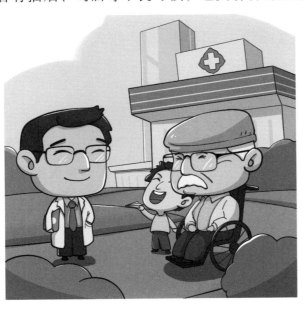

13. 家里有肺结核患者，该怎么办？

 如果家里有肺结核患者，首先不要恐慌，可以这样做：要尽快去医院做结核病筛查；要鼓励患者按时去医院，严格按医生的嘱咐治疗，特别是坚持每天服药，一点都不能马虎；给患者的房间来个大扫除，定期开窗通风，保持空气新鲜；患者的衣物、被褥要常洗常晒，餐具可以用开水煮一煮消毒；如果可能，让患者单独住一个房间，不行的话至少也要分床睡，家里人和患者接触时要戴上口罩；给患者足够的关心和营养，多陪陪他，尤其是给予心理上的支持，帮助他建立信心；家里的老人和小孩尽量避免和患者接触。记住，结核病是可以治愈的，只要及时规范治疗，大多数患者都能好起来。家属的支持和照顾对患者的康复非常重要。

14. 肺结核患者如何不传染他人？

 一是遵循医生的指导，按时完成所有的药物治疗，这是控制结核病传播的关键。二是在家中，尽量安排一个单独的房间作为自己的休息和隔离区。三是每次出门或与他人接触时，记得佩戴医用口罩，这不仅保护了他人，也保护了自己。四是保持家中空气流通，多开窗通风，降低空气中的病菌浓度。避免前往人多的地方，减少不必要的接触。五是咳嗽或打喷嚏时，使用纸巾遮住口鼻，及时丢弃纸巾并洗手。六是保持良好的个人卫生习惯，勤洗手，避免细菌传播。七是保持良好的饮食习惯，摄入充足的营养，以增强免疫力。八是定期进行健康检查，监控病情和治疗效果。

 ## 15.什么是结核病密切接触者？

 结核病密切接触者，指的是那些与确诊的肺结核患者有过近距离接触，有较大的风险感染结核分枝杆菌的人。在中国，在肺结核患者确诊前的3个月到开始治疗后的14天内，与其有过直接接触的人，如共同生活的家庭成员、一起工作的同事、同班的同学，就被认为是密切接触者。对于这些密切接触者，及时进行结核病筛查是非常重要的，这有助于尽早发现潜在的感染或结核病，从而可以及时采取预防和治疗措施。

16.和结核病患者共同进餐，会"中招"吗？

结核病是通过空气传播的。当患者咳嗽、打喷嚏或说话时，可能把带有结核菌的飞沫喷到空气中。如果旁边的人不小心吸入这些带有病菌的空气，就可能被传染。如果患者的痰里能找到结核菌（也就是痰检阳性），那么他们用的餐具和吃过的食物也可能被结核菌"搭了便车"。这样的情况下，一起吃饭确实有风险。但是，如果患者已经开始治疗，并且治疗了1~2个月，痰里的结核菌被消灭干净（转为阴性），那么他们就不再具有传染性，一起吃饭就安全多了。想要安心吃饭，可以采取一些预防措施：使用自己的餐具，避免交叉；把餐具洗净、消毒；勤洗手；保持室内空气流通，让新鲜空气把病菌吹散。总的来说，肺结核不是通过食物传播的，而是通过空气传播的。只要我们采取了适当的预防措施，和结核病患者一起吃饭的风险可以降到最低。

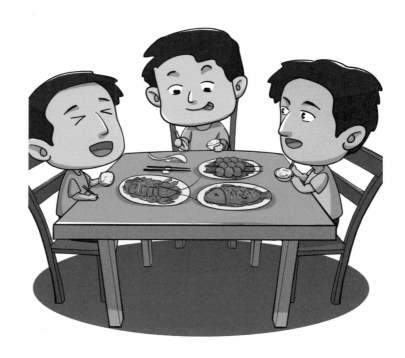

17.肺结核患者是否需要佩戴口罩？

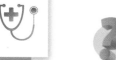肺结核患者在治疗期间佩戴口罩是非常重要的，这不仅是保护他人免受结核分枝杆菌感染的措施，也是遵守公共卫生准则的一部分。患者在治疗期间应尽量少去人群密集的地方，如果不可避免，正确佩戴口罩是必要的。此外，肺结核患者在咳嗽、打喷嚏或说话时，应该避免直接面对他人，并采取措施遮掩口鼻，以减少飞

沫传播的风险。在公共场所或与他人近距离接触时，佩戴口罩可以有效地阻挡带有结核分枝杆菌的飞沫，降低传播风险。戴口罩是一种简单而有效的预防措施，它不仅关乎个人健康，也是对社会公共卫生做出的贡献。

18. 健康人戴口罩能挡住结核菌吗？多戴几层口罩是不是更保险？

戴口罩是预防肺结核传播的一道有效防线，就像在面前设立一道网，能挡住患者咳嗽、打喷嚏时喷出的飞沫，减少我们吸入带病菌飞沫的机会。推荐使用医用口罩，比如外科口罩或N95口罩。外科口罩能挡住大部分飞沫，而N95口罩像一个精密的过滤器，能过滤掉95%的微小颗粒，提供更强的防护。要注意正确佩戴，确保口罩完全盖住鼻子和嘴巴，紧密贴合面部。一次性口罩用后即抛，不要重复使用。戴口罩前后要洗手，避免触摸口罩正面，减少污染。至于多戴几层口罩，实际上并不会增加多少保护效果。如果口罩层数太多，可能会让口罩和面部不够贴合，反而降低防护效果。而且，戴太多层口罩可能会让呼吸变得困难，让人感觉不舒服。

19. 如何预防结核病？

首先，新生儿接种卡介苗能很好地预防儿童患严重的结核病，比如结核性脑膜炎和粟粒性肺结核。对结核潜伏感染的高危人群进行预防性治疗，能够有效降低发病风险、减少传播。另外，平时要养成良好的生活习惯，比如每天保证充足的睡眠，别熬夜；饮食要均衡，多吃蔬菜水果，保持营养；保持好心情，压力别太大；多锻炼身体，提高自己的抵抗力；家里要勤开窗通风，让新鲜空气进来；如果咳嗽或打喷嚏，记得用纸巾或手肘捂住口鼻，别随地吐痰。做到这些，就能在很大程度上减少得结核病的风险。

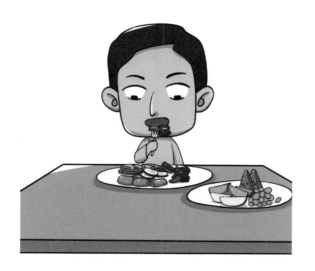

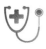

20.什么是结核潜伏感染者？会传染吗？

结核潜伏感染者，看起来就像是个健康的正常人，但是身体里藏着一个"沉睡的种子"——结核分枝杆菌。这些细菌潜伏在身体里，但它们并没有引起疾病，感染者也没有症状，不具有传染性。很多人的体内都携带着这样的"种子"，但种子并不都会发芽。大多数人的免疫系统能够控制这些细菌，让它们保持在潜伏状态。当然，只要条件适宜，"种子"就有可能"发芽"，引发真正的结核病。研究发现，有5%~10%的潜伏感染者在一生中可能会患活动性结核病，大多数是在感染后的5年内。

21. 结核潜伏感染者要接受治疗吗？

并不是所有潜伏感染者都需要治疗，但对于某些高危人群来说，采取预防性治疗措施，可以降低患活动性结核病的风险，这对个人保护和减少疾病传播是非常重要的。高危人群包括：与确诊的肺结核患者密切接触的 5 岁以下的儿童；感染了 HIV 的结核感染者；与活动性肺结核患者密切接触的学生等近期感染者；需要使用某些特定药物、长期透析、准备做器官或骨髓移植的人，以及长期服用免疫抑制剂的患者。

22. 结核潜伏感染者的预防性治疗有哪些方式？是不是预防治疗后一定不会得结核病？

对于结核潜伏感染者的预防性治疗主要有两种方法：药物治疗和免疫治疗。

药物治疗包括：服用异烟肼连续 6 个月；口服利福平连续 4 个月；口服异烟肼和利福平连续 3 个月；口服利福喷汀和异烟肼每周两次，连续 3 个月。免疫治疗主要是指 15~65 岁的潜伏感染人群可以采用肌肉注射"注射用母牛分枝杆菌"的方法，间隔两周注射 1 次，至少注射 6 次，增强身体抵抗力以预防发生结核病。进行预防性治疗可以提供 60%~90% 的保护效果，这是一个相当高的保护水平。但要记住，预防性治疗可以显著降低得病的风险，但并不能完全保证结核潜伏感染者以后肯定不会得结核病。完成治疗后，结核潜伏感染者还是应该保持健康的生活方式，定期做健康检查，特别是那些处在高风险环境中的人，比如 HIV 感染或者经常接触活动性结核病患者的高危人群。

23. 新生儿为什么要接种卡介苗？接种卡介苗能确保儿童不得结核病吗？

给新生儿接种卡介苗，就像是给他们穿上一件特制的"防病盔甲"。卡介苗是专门用来帮助预防重症结核病的，这种疫苗自1921年开始用在人身上，已经证明是非常安全和有效的。接种对象主要是出生3个月以内的小宝宝，或者是结核菌素试验阴性的儿童。这件"盔甲"虽然不能保证宝宝们百分之百不得结核病，但能给他们提供很好的保护。卡介苗能够显著降低宝宝们得上两种特别严重的结核病——血行播散型结核病和结核性脑膜炎的风险。穿上这件"盔甲"的宝宝，得重症结核病的可能性最高可以减少92%。不过，需要注意的是，这件"盔甲"并不是永远穿在身上的。随着时间的流逝，卡介苗提供的保护力会慢慢减弱，通常可以保护孩子10~20年。

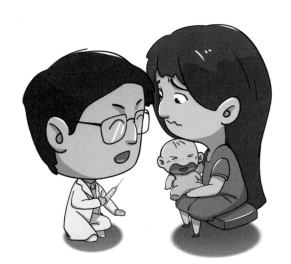

24.宝宝出生时没接种卡介苗，什么时候补种合适？

　　如果宝宝出生时没能接种卡介苗，不用太担心，还有补种的机会。对于3个月以下的宝宝，可以直接安排补种。如果宝宝在3个月到3岁之间，之前没接种过，而且结核菌素试验是阴性的，也可以补种。但要注意，4岁以上的孩子通常就不宜补种了。对于早产或体重轻的宝宝，等他们体重超过2.5千克，经医生检查确认健康后，就可以接种了。如果因为健康原因延迟接种，宝宝出生后42天可以去医院做检查，一旦完全恢复健康，带着体检证明就可以补种卡介苗。重要的是，不要错过补种的最佳时机，要让宝宝及时得到保护。

25.成年人为什么不需要接种卡介苗？成年人有预防结核病的疫苗吗？

　　成年人通常不用接种卡介苗，是因为卡介苗主要是给儿童穿的一件"防病盔甲"，它对儿童的某些严重结核病，比如结核性脑膜炎和播散性结核病，保护效果很好。但是对成年人来说，这件"盔甲"的保护力就没那么强了。而且成年人穿上这件"盔甲"后，可能会出现一些不舒服的反应，所以医生通常不建议成年人接种卡介苗。此外，儿童时期接种的卡介苗，其保护力可以持续很长时间，一般有10~20年，所以小时候接种一次，就能穿上这件"盔甲"很久。目前还缺乏专门给成年人使用的预防结核病的疫苗。不过，科学家们一直在努力研究新的疫苗，有望在不远的将来给成年人带来新的保护。

26.什么是非结核分枝杆菌？它们会传染给人吗？

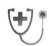

非结核分枝杆菌（NTM）是在自然界中广泛分布的细菌群落，它们和引起结核病的结核分枝杆菌（MTB）是远亲。这些家伙喜欢在土壤、水和空气中安家，人们通常是在不经意间吸入或接触到它们。虽然在特定情况下，比如囊性肺纤维化患者之间，研究发现脓肿分枝杆菌可能通过气溶胶或污染物传播，但绝大多数时候，NTM并不会像MTB那样在人和人之间传来传去。目前NTM病并不被普遍认为是具有高传染性的疾病。总的来说，NTM感染主要来源于环境，而不是通过人与人之间的直接传播。

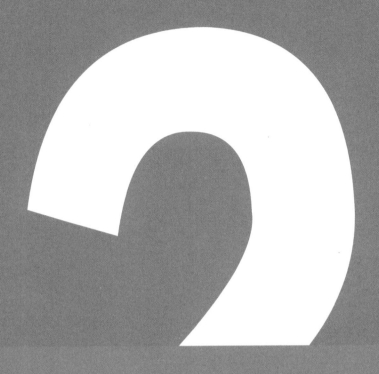

第二篇　结核病的诊断

1.肺结核一定有临床症状吗？

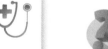

 肺结核有时候像个"隐形的敌人"，在某些情况下可能不会引起任何明显的不适，这通常和我们身体的防御军队——免疫系统有关。有些人生来体质好，抵抗力强，当结核分枝杆菌试图入侵时，他们的免疫系统就像一支强大的军队，有效地抵御了病菌，因此没有出现明显的症状；在结核菌感染的早期，就像一颗"种子"刚刚种下，还需要时间才能"发芽"长大，随着时间推移，症状可能会逐渐显现，咳嗽大于2周要考虑肺结核的可能；有些肺结核患者的肺部受损区域较小，他们可能只有非常轻微的症状，比如轻微的咳嗽或感到疲劳，这些小信号可能并不被在意。值得注意的是，即使没有症状，肺结核也可能通过细菌学、影像学和免疫学被检查出来。如果被确诊为肺结核，即使没有症状，患者也需要在医生的指导下进行规范的治疗。

2.肺结核有哪些常见症状？

肺结核可以出现全身症状和局部症状。全身症状包括全身不适、倦怠、乏力，患者可能会感到无缘无故的疲惫，同时，可能会出现发热，尤其是低热或午后潮热，以及夜间睡眠时的盗汗，醒来时内衣湿透却毫无察觉。此外，食欲减退和体重下降也是常见的全身表现。接着是呼吸系统的症状，咳嗽和咳痰是肺结核最常见的早期信号，起初可能只是轻微的干咳，伴有少量黏液痰，容易被误认为是普通感冒或气管炎。但随着病情发展，痰量会逐渐增多，可能变为黄白色或黄灰色。更严重时，患者可能会出现咯血或血痰，以及胸闷、胸痛和气急等症状。一旦出现上述症状，特别是咳嗽、咳痰2周及以上，患者应及时、主动到当地结核病定点医疗机构进行检查。

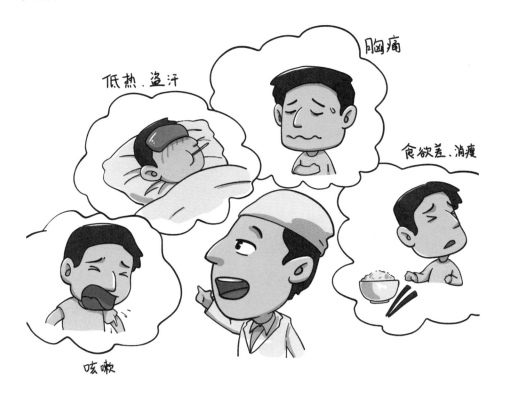

3.咳嗽咳痰两周是不是就意味着得了肺结核？

咳嗽和咳痰是很多呼吸道疾病的常见症状，比如感冒、流感、支气管炎、肺炎，当然也包括肺结核。但别担心，咳嗽咳痰两周，并不一定就是肺结核，很可能只是其他更常见的呼吸道感染。肺结核的确可能表现为持续的咳嗽和咳痰，有时还会伴有咯血、胸痛、体重下降、发热、盗汗或乏力等症状。患者如果咳嗽咳痰持续不退，或者有上述其他症状，或者症状好转后又出现，那就有必要考虑肺结核的可能性，并尽快去医院做检查，以便得到正确的诊断和及时治疗。

4.肺结核患者为什么会咯血？

肺结核患者咯血可能由好几种原因引起。首先，结核病菌在肺部引起的炎症，可能让血管壁变得脆弱，血液就会渗透到痰里，这就是我们看到的血丝痰。如果结核病菌更厉害一些，它们可能会直接"啃破"血管壁，让血管破裂，这时候咯出来的血就会更多。有时候，结核病灶在肺部形成空洞，空洞附近的血管在压力下可能变得非常脆弱，一旦破裂，就会引起大咯血。另外，如果患者有慢性或耐药肺结核，可能会并发支气管扩张，这就像是支气管这条小河的河床变得坑坑洼洼，也容易出血。在治疗期间，结核病菌被杀死后，它们的尸体和一些代谢产物可能会刺激血管壁，造成出血。还有，如果患者以前得过结核，肺部留下了一些瘢痕或钙化灶，在呼吸的时候，这些硬硬的地方也可能磨破血管壁，引起出血。此外，如果患者感冒了，或者因为剧烈咳嗽、太累了、情绪太激动等，也可能咯血。总之，肺结核患者咯血是一个需要警惕的症状，应及时诊治，防止病情恶化。

5.肺结核患者咯血，是不是表示病情严重了？

咯血对于肺结核患者来说，可能是个让人担心的症状，但它并不一定意味着病情加重。肺结核患者在治疗的任何阶段都可能出现咯血，这需要结合患者的具体情况来分析。有时候，即使在治疗过程中肺部病灶吸收好转，患者也可能出现咯血，这可能是因为肺部的钙化灶划伤了血管。或者，如果形成了结核性支气管扩张，局部的炎症可能导致血管破裂，引起咯血。炎症被治愈，咯血症状也会得到缓解。另一方面，如果结核病变靠近或侵犯血管，也可能导致咯血。因此，咯血可能是多种因素引起的，不一定直接指向病情恶化。但无论如何，咯血绝对是一个需要重视的症状。患者如果出现咯血，无论血量多少，都应该及时就医，进行必要的检查和评估。

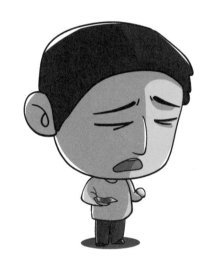

6.什么是陈旧性肺结核？

陈旧性肺结核，也叫非活动性肺结核。它意味着患者以前可能得过活跃的肺结核，但由于身体抵抗力强或者经过治疗，病已经好了。在肺部，可能会留下一些瘢痕，比如纤维条索、结节或钙化点，这些都是肺结核愈合后的痕迹。这类人群没有咳嗽、发热、盗汗等症状，检查痰液也找不到结核分枝杆菌，很多时候是在体检或检查别的疾病时意外发现这个问题，但不需要特别处理。他们可以像健康人一样正常工作和生活。不过，需要注意的是，虽然这种状态不传染，但这并不意味着结核分枝杆菌完全被消灭了。有些细菌可能还在身体里"睡大觉"，如果人们抵抗力下降，它们可能会"醒来"。所以，定期检查，保持健康的生活方式，对预防结核病复发很重要。

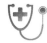

7.体检时发现肺部有钙化灶该怎么办？

如果在体检中发现肺部有钙化灶，这通常意味着肺部曾经发生过一些小"插曲"，现在留下了一些瘢痕。这些钙化点可能来自于旧的肺结核、肺炎或其他炎症愈合后的痕迹，也可能是良性或恶性肿瘤、寄生虫感染，甚至是代谢问题或先天性疾病的标志。大多数情况下，肺部钙化灶不会引起任何不适，它们是体检或诊疗其他疾病时偶然被发现的。一旦发现钙化灶，最好的做法是咨询医生，进行进一步的评估。医生可能会根据钙化灶的特点和患者的健康状况，推荐一些必要的检查，以确定这些钙化灶的来源。如果这些钙化点是旧结核病的遗迹，通常不需要特别治疗，但可能需要定期监测，确保它们保持稳定。如果钙化灶与其他疾病有关，可能需要采取针对性的治疗。

8. 怀疑得了肺结核，要做哪些检查确诊？

确诊肺结核需要医生用一系列的"侦查手段"来搜集证据，看看这个"坏蛋"是否真的存在。例如，可以做X线胸片检查，看看肺部是否有异常。如果需要更清楚的图像，可能还会做胸部CT。医生会在显微镜下检查患者的痰，寻找那种叫作抗酸杆菌的"坏家伙"。细菌培养是一种更细致的手段，不仅能找到细菌，还能看看它们对哪些药物敏感。结核菌素皮肤试验是个常见的辅助检查手段。还可以通过血液检测，看看患者身体是否对结核菌有免疫反应，如γ干扰素释放试验。分子生物学技术可以快速检测出结核菌的DNA，如Gene-Xpert。如果前面的侦查都没有结果，医生可能会建议做一些侵入性的检查，比如支气管镜检查或经皮肺穿刺取组织样本进行病理检查。

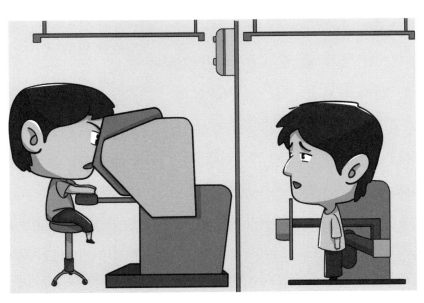

9. 结核菌素皮肤试验阳性是不是代表得了结核病？

结核菌素皮肤（PPD）试验，就像是一个初步的"安检"。它可以判断我们的身体是否接触过结核分枝杆菌，但它不能告诉我们是现在有结核病，还是以前感染过，或者是处于潜伏状态。PPD试验阳性可能表示几种情况：

①过去感染过：阳性结果可能意味着你的身体以前接触过结核菌，但并不意味着现在就有活动性结核病。

②打过卡介苗：接种过卡介苗的人，PPD试验也可能显示阳性。

③现在患病：PPD试验阳性尤其是强阳性可能提示现在患有结核病。

所以，PPD试验阳性不一定意味着患有结核病，需要进一步经医学评估来确定。

10. 结核菌素皮肤试验阴性是不是代表没有感染结核菌？

结核菌素皮肤（PPD）试验阴性通常意味着没有感染上结核分枝杆菌，但这并不是百分百的保证。在一些特殊情况下，即使身体里真的有结核菌，PPD试验也可能显示"没事"。比如，刚感染结核菌不久，身体还没来得及反应；或者身体抵抗力特别弱，比如得了很严重的病，免疫功能缺陷；或者营养不良，以及有

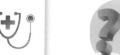

HIV 感染等。此外，如果结核病特别严重，身体的免疫反应可能被压制，PPD 试验也可能显示阴性。简单来说，PPD 试验阴性大多数时候是好消息，但在特殊情况下，它也可能漏掉一些结核病。所以，如果医生觉得有必要，他们可能会做进一步的检查来确定。

11.γ干扰素释放试验阳性可以诊断结核病吗？

　γ干扰素释放试验（IGRA）如果呈阳性，意味着人体可能接触过结核分枝杆菌，但它并不能单独用来确诊活动性结核病。这个试验检测的是身体里的 T 细胞对结核特异性抗原的反应，也就是它们产生的 γ 干扰素。阳性结果可能有几种情况：结核潜伏感染，意味着身体里有结核分枝杆菌，但还没出现病状；真的患有活动性结核病；非结核分枝杆菌感染，也可能导致 IGRA 试验呈阳性；其他一些情况，比如某些疾病或免疫系统的特殊状态，也可能让结果呈阳性。所以，如果 IGRA 试验结果是阳性，需要结合患者的其他信息，比如症状、体检、病史和其他检查结果，由医生综合判断。

12.γ干扰素释放试验阴性可以排除结核病吗？

　γ干扰素释放试验（IGRA）如果呈阴性，通常意味着身体里的 T 细胞没有对结核分枝杆菌产生反应，这在很大程度上是个好消息，因为它具有较高的特异性。但 IGRA 阴性也不能百分之百保证患者没有结核病。特别是对于那些实际上已经患有结核病的人，IGRA有时候也会漏掉一些病例。此外，IGRA的结果可能受到多种因素的影响，比如自身免疫疾病、重大血液疾病、营养不良、HIV感染等，这些情况都可能削弱免疫系统，影响IGRA的准确性。同样，患者如果正在接受激素治疗或免疫抑制治疗，也可能让IGRA试验的结果变得不那么可靠。所以，当IGRA试验结果是阴性的时候，我们不能就此下定论，还需要看看患者有没有咳嗽、发热、体重下降这些结核病常见的症状，或者通过胸部X线、CT等影像学检查来进一步寻找结核病的踪迹，有时候，可能还需要重复做IGRA试验，或者用其他方法来检查，确保不会漏掉结核病的诊断。

13. 结核病免疫检查中，皮试和抽血哪个更好？

PPD试验和IGRA抽血检查都是探测结核感染的方法，它们各有长处。PPD试验经济实惠，操作简单，成本不高，特别适合大规模筛查和在资源有限的地方使用。但它有个小缺点，就是容易受到卡介苗接种和一些不是结核菌的细菌的影响，有时候可能会误报"狼来了"。IGRA抽血检查则像是高级探测器，它的特异性更高，不会受到卡介苗接种和大多数其他细菌的干扰。但它的成本比较高，也需要特定的实验室条件来完成。所以，到底用哪个好，需要综合考虑患者的具体情况。有时候，两者结合使用可能会提供更全面的信息。

14. 诊断肺结核时胸片检查和胸部CT检查哪个更有效？

　　胸片就像是用普通相机给肺部拍照，它是传统的检查结核病的方法。而胸部CT检查，就好比用高级相机给肺部做3D摄影，它能发现胸片上看不见的病变和特征，尤其在鉴别肺结核和肺癌等其他疾病时特别有用。有时候，胸片上看起来"一切正常"，CT却能在角落里发现隐藏的病变，这些病变在胸片上是看不到的。比较起来，胸片会漏掉大约20%的病变。胸部CT检查在临床诊断和分辨肺结核时，能更清楚地看到病变的形状、分布、数量，还能检查到纵隔淋巴结的大小及形态，这些都是普通胸片做不到的。总的来说，胸部CT检查在诊断肺结核时，比胸片更细致、更全面，能够提供更多有用的信息，帮助医生做出更准确的判断。

15. 为什么诊断肺结核时要留三次痰？怎么留合格的痰？

　　诊断肺结核时留取三次痰标本（清晨痰、夜间痰和即时痰），是因为结核菌在痰中的分布可能不均匀，有时含量少，不易被检测出来。三次留痰可以显著提高检测的准确性。此外，结核菌培养需要较长时间，多次留痰有助于快速获得诊断证据。留取合格的痰标本需要遵循以下步骤：首先，用清水漱口清除口腔杂物；然后进行几次深呼吸后用力咳嗽，从肺深处咳出痰液；接着，将痰液吐入无菌痰盒，避免唾液或口腔其他物质混入；之后，尽快将痰标本送至实验室检测，特别是培养样本，以防时间过长影响结果准确性。留痰通常选择早晨的痰液，因为此时结核菌含量较高。正确的留痰方法对确保肺结核的准确诊断至关重要，不当的留痰方式可能导致假阴性结果，从而延误治疗。

16.痰涂片阳性是否一定意味着患有肺结核？

痰抗酸染色涂片阳性是肺结核的一个警示信号，因为它可能意味着检测到了具有抗酸染色特性的结核分枝杆菌。但这一结果并不等同于确诊肺结核，因为除了结核分枝杆菌之外，环境中的非结核分枝杆菌也能在抗酸染色中呈现阳性，它们有时会引起类似结核病的症状和影像学表现。此外，土壤和水体中的诺卡菌，以及与口腔卫生不佳相关的放线菌，也可能在特定情况下导致痰涂片阳性。面对痰涂片阳性，医生会采取一系列措施进一步检查，包括实验室培养以鉴定细菌种类、分子诊断测试以确定病原体、影像学检查评估肺部状况，以及全面的临床评估来综合判断。这些检查有助于区分真正的结核病和其他可能导致类似结果的疾病，确保患者得到准确的诊断和适当的治疗。

17. 痰液中没查出结核菌，是不是就意味着没有肺结核？

即使痰检结果是阴性，也不能就此断定没有肺结核。肺结核患者的痰涂片检查并不总是能查出结核菌，有些患者实际上患有肺结核，痰检却可能显示阴性，这种情况医学上称为菌阴肺结核。据统计，大约70%的肺结核患者属于这种情况。结核菌的排出往往是断断续续的，不是随时都能检测到，所以单凭一次痰检阴性，并不能排除肺结核。对于怀疑结核的患者，医生会建议多次进行痰液检查，以增加发现结核菌的机会。如果痰涂片连续几次都是阴性，但胸部X线或CT检查发现的病变与肺结核相符，或者患者有咳嗽、咳痰、咯血等症状，结核菌素试验强阳性，或者血液里的结核抗体检测阳性，甚至其他组织的病理检查发现了结核的踪迹，那么即使痰检阴性，也要高度怀疑肺结核。

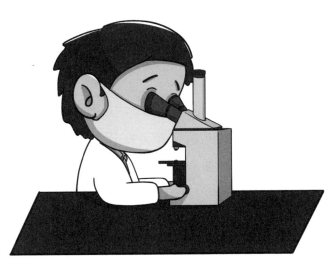

18.肺结核患者复查时没有痰该怎么办?

 肺结核患者在复查时如果遇到无痰的情况,不必焦虑,可以采取一些措施来帮助排痰。首先,多喝水是一个很好的方法,温水可以帮助稀释黏稠的痰液,让咽喉保持湿润,从而让痰更容易咳出。其次,合适的体位也能帮助排痰。比如,将肺部病灶部位置于高位,利用重力的作用帮助痰液流向大气道,然后通过咳嗽排出体外。如果需要,还可以考虑服用一些化痰药物,如羧甲司坦片或氨溴索等,这些药物可以使黏稠的痰液变得稀薄,更容易排出。此外,雾化吸入也是一个有效的手段,使用盐水进行雾化吸入有助于湿化气道,刺激呼吸道,促进深部痰液的排出。最后,患者可以随身携带留痰瓶,一旦有痰咳出,就可以及时留取并送检。

19.什么是NGS检查? 它在结核病诊断中的作用是什么?

NGS,即高通量基因测序技术,是一种革命性的分子诊断工具,已经在结核病的诊断中发挥着重要作用。NGS技术通过快速、全面地测序生物样本中的遗传物质,帮助医生识别和鉴定病原体,包括那些难以用传统方法检测的结核分枝杆菌。这对于早期诊断、精准治疗以及监控疗效至关重要。在结核病诊断方面,NGS技术的应用极为广泛。它可以用于检测耐药结核,通过分析结核分枝杆菌的基因组，快速识别耐药相关基因突变，从而指导临床选择合适的抗结核药物。此外，NGS在鉴别菌阴肺结核和非结核分枝杆菌感染方面也显示出巨大潜力，有助于解决这些情况下的诊断难题。NGS技术还可用于追踪结核病的传播链，通过比较不同患者结核分枝杆菌的基因组序列，揭示病例间的流行病学联系。这有助于公共卫生部门制订更有效的防控策略，控制结核病的传播。

❓ 20.肺结核患者在什么情况下要做支气管镜检查？

当肺结核的症状不明显，或者痰液检查没能找到结核菌，但医生又需要弄清楚肺部的具体情况时，就会用到支气管镜。它可以提供更清晰的视角和获取标本，帮助确认那些不典型的肺结核并区分其他疾病，如肿瘤、真菌感染等。如果患者同时合并支气管结核，支气管镜不仅能帮助确诊，还能在镜下进行治疗。在治疗过程中，支气管镜检查可以用来监测病情的变化，评估治疗效果。支气管镜检查是确诊肺结核的重要手段之一，但是否需要进行这项检

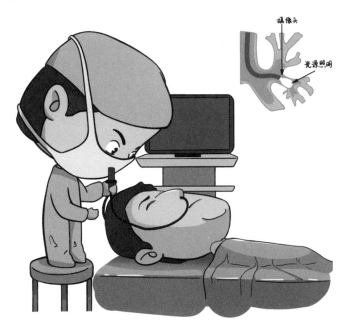

摄像头

光源照明

查，还需医生根据患者的具体情况来决定。

21. 支气管镜检查术前的注意事项有哪些？

首先，需要在检查前6~8小时禁食禁水，以防止呕吐或误吸。医生会询问患者的个人病史，包括是否有药物过敏、心脏病史或出血倾向，以及正在服用的所有药物，特别是那些可能影响血液凝固的药物，如阿司匹林或华法林等，这些药物可能需要暂时停用，以减少术中出血的风险。此外，进行血液常规和凝血功能检查，以评估患者的身体状况是否适合该项检查。检查当天，最好有家人或朋友陪同，因为麻醉可能会让患者术后感到短暂的不适或需要一些帮助。这样的陪伴可以提供额外的支持和安心感，让患者在术后得到更好的照顾。

22. 支气管镜检查术后的注意事项有哪些？

首先，使用专用的消毒液或盐水漱口，以减少口腔内可能的细菌负荷。其次，检查后需暂时禁食禁水，至少2小时，直至麻药效力消退，以避免咽喉反射未完全恢复时发生误吸，这可能导致水或食物误入气管，引起呛咳。一旦确认麻药效力退去，无呛咳风险，患者可开始尝试少量进水，随后逐渐恢复饮食。此外，患者应留取咳出的痰液样本并及时送检，这有助于提高病原体检测的阳性率。患者若术后出现咯血，请保持冷静，配合医生进行止血治疗。

极少数情况下，患者可能出现纵隔气肿，若感到憋气或气短，应立即通知医生。通常，通过休息或吸氧，症状可自行缓解。

23.结核性胸膜炎有哪些症状?

　　患者可能会发现自己体温升高，或者在夜里出汗特别多，甚至体重不知不觉中减轻；呼吸时可能会感到胸口刺痛，尤其是深呼吸时，疼痛感会加剧，疼痛可能在胸部两侧，有时还会延伸到肩膀或下胸部；如果胸腔里积液增多，患者可能会感到胸闷，呼吸变得困难，尤其是积液迅速积聚时。此外，如果胸膜炎同时影响到肺部，患者可能还会咳嗽、咳痰，甚至咯血。这些症状是身体发出的信号，提示我们可能需要医生的帮助，进行检查和治疗。

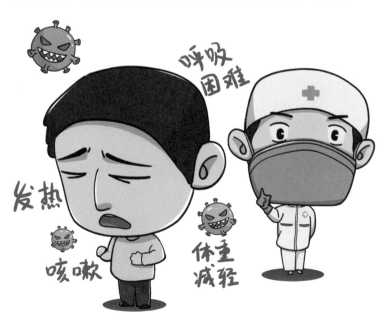

24.如何诊断结核性胸膜炎?

　　首先，医生会根据患者描述的症状，如胸痛、发热或咳嗽等寻找线索。随后，通过体格检查，可能会发现胸膜摩擦音或胸腔内液体积聚的迹象。利用胸部X线或CT扫描等影像学检查，观察到胸腔内液体的存在以及胸膜的异常情况。确诊结核性胸膜炎通常需要行胸腔穿刺术来抽取胸水样本，进行常规和生化分析，并检测结核分枝杆菌。如果初步检查未能确诊，可能需要进行内科胸腔镜检查，这有助于直接观察胸膜状况并取得组织样本进行病理学分析以确诊。此外，患者的结核病接触史、既往史以及其他器官结核的表现也是诊断时需要综合考虑的因素。

25.内科胸腔镜在结核性胸膜炎诊断中的价值是什么?

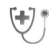

　　内科胸腔镜是指可弯曲的电视胸腔镜，在结核性胸膜炎的诊断中是一种极其重要的微创诊疗工具。它可以直接观察胸膜的情况，对胸腔积液或气胸等胸膜疾病进行准确的诊断和治疗。通过内科胸腔镜进行的活检可以提供关键的病原学和组织病理学信息，这些是确诊结核性胸膜炎的重要标准。内科胸腔镜还可以对胸膜肿瘤、恶性肿瘤胸膜转移、结节病和淋巴瘤等疾病进行鉴别诊断。此外，这项技术减少了对正常胸膜组织和血管的损伤，降低了并发症

谈『核』色变？——结核那些事儿

的风险，具有微创、安全、经济且准确率高的特点，因此更易于被患者接受。

26.淋巴结结核有什么症状？怎么诊断？

淋巴结结核是结核菌悄悄侵入淋巴结引起的慢性感染。通常首先在颈部出现一些肿块，开始时不痛，但可能会逐渐变硬。淋巴结周围的皮肤可能会变红或变色，有时候会形成脓肿，甚至破溃，流出脓液。一些患者可能会有轻微发热、夜间出汗、食欲不佳或体重下降等全身症状。

诊断方法包括：通过超声、CT或磁共振等手段可清楚地观察淋巴结的情况；淋巴结穿刺或活检，病理检查并结合抗酸染色、结核菌核酸检测是确诊的手段；PPD试验和其他免疫检查方法也可以辅助诊断。总之，确诊淋巴结结核需要综合考虑临床表现、影像学检查、实验室检测和病理结果，同时排除其他可能的疾病，如肿瘤、淋巴瘤等。

27.结核性脑膜炎有什么症状？

结核菌如果"溜进"了脑部，就可能引起一种叫作结核性脑膜炎的疾病。刚开始，患者可能会感到情绪有点波动，比如变得容易烦躁或易怒。患者可能会发现自己开始变得爱打瞌睡，注意力也没那么集中了，食欲也可能减退，感觉全身乏力。还可能伴有轻微发热、夜间出汗，甚至时不时地呕吐，以及偶尔的头痛。但随着病情的发展，头痛可能变得持续而剧烈，伴随着难以控制的呕吐，颈部也可能变得僵硬。在严重的情况下，患者可能会出现癫痫发作、身体某些部位瘫痪、精神错乱，甚至大小便失禁。到了晚期，结核菌引发的炎症，可能会在大脑中形成堵塞，导致脑内积水。这时，患者会有复视、视力下降、耳鸣、耳聋，甚至失去味觉和嗅觉，还可能出现呛咳。如果病情严重，患者可能会陷入昏迷，因为脑内压力过高，可能会导致脑组织移位，甚至危及生命。一旦出现了上述症状，一定要尽快去医院。早期诊断和及时治疗对于提高治愈率非常关键。

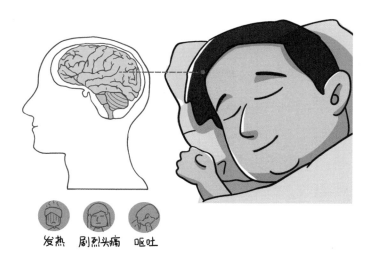

发热　剧烈头痛　呕吐

 28. 肺结核患者总是头痛、发热，医生为什么要让其做腰椎穿刺术？

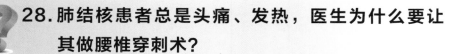 腰椎穿刺术，也就是我们通常说的腰穿，是一种用来获取脑

脊液的医疗操作。当患者有肺结核并且出现头痛、发热这些症状时，医生可能担心结核菌已经悄悄地溜进了大脑，这可能导致一种叫作结核性脑膜炎的疾病。腰穿可以帮助医生取得脑脊液样本，通过检查这个样本，医生可以寻找结核分枝杆菌的蛛丝马迹。如果确诊为结核性脑膜炎，腰穿不仅能帮助诊断，还能让医生直接把药物送到感染区域，就像是给药物装上导航，直接到达战场。对于已经确诊的患者，腰穿还可以帮助医生了解治疗效果如何，通过定期检查脑脊液中的结核分枝杆菌数量和炎症指标，可以知道治疗是否有效。

29.进行腰穿检查是否会对人体造成较大损伤？

　　腰穿是通过穿刺腰椎间隙获取脑脊液进行检测的医疗操作，用于诊断中枢神经系统疾病，如脑膜炎等。尽管腰穿属于有创性检查，但在专业医生的谨慎操作下，通常是安全的，对人体健康的影响微乎其微。腰穿可能伴随的风险包括头痛、感染、神经损伤和出血等。头痛多由脑脊液量减少引起，可通过补液缓解；感染风险可通过无菌操作控制；神经损伤和出血风险较低，且可通过医生细致的操作来预防。成人的脊髓在腰椎以下已终止，腰椎中仅存脑脊液和马尾神经，因此腰穿不会损伤脊髓。此外，脑脊液是持续生成的，少量抽取对身体健康无影响。

30.脊柱结核有哪些主要症状？

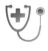

当结核菌侵犯我们的脊柱，就可能引起一种叫作脊柱结核的疾病。首先，患者可能会感到脊椎疼痛，腰椎结核会导致腰痛，胸椎结核则可能导致背痛，这种痛感通常在休息时减轻，在劳累后加剧。随着病情的发展，患者可能会发现自己容易发热，尤其是在下午，体温会略有升高。夜间出汗和白天感到疲倦乏力也是常见的体验。此外，患者可能会注意到自己慢慢变瘦，食欲也不如以前。当结核菌影响到神经根时，可能会让患者感到身体某些部位麻木或疼痛。有时，脊柱结核还可能形成脓肿，这些脓肿可能聚集在椎体旁边或沿着肌肉间隙流动。受此影响，患者可能会发现自己的肌肉开始痉挛，甚至变硬。脊柱的形状也可能发生变化，导致患者出现驼背或其他异常姿势。如果结核菌损伤到周围神经，患者可能会感到肢体麻木无力，严重时甚至可能影响对大小便的控制或导致截瘫。

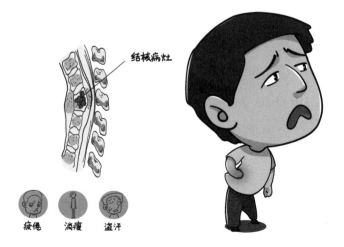

结核病灶

疲倦　消瘦　盗汗

31. 如何诊断肠结核？

　　肠结核在早期可能很难被发现，因为它的早期症状不是很显眼，比如偶尔发热、出汗、感觉没力气，或者时而拉肚子时而便秘。如果病情加重，患者可能会出现肚子疼、肚子胀，甚至呕吐等症状，这时候肚子可能看起来不太正常，而且听不到肚子里面通常的咕噜声，也不会放屁。医生会用X线片看看肚子里是不是有气体积聚。但要真正确定是不是肠结核，通常需要做一些更深入的检查，比如做肠镜来直接观察肠道，取出一小块组织样本在显微镜下仔细检查，或者用特殊的方法来寻找结核菌的踪迹。所以，确诊肠结核需要把各种线索综合起来，包括症状、体检、影像学检查和肠镜检查的结果。

32. 为什么肛周脓肿需要排查结核？

　　肛周脓肿听起来是个局部的小问题，但在某些情况下，它会迁延不愈甚至形成窦道，这可能和结核分枝杆菌有关。通常，肛周脓肿是由一些常见的非特异性细菌，如革兰阴性杆菌引起的。但在一些特定情况下，结核分枝杆菌也可能是罪魁祸首。这种情况可能发生在活动性肺结核患者身上，他们可能不小心吞咽了含有结核菌的痰液，这些结核菌随着食物残渣一路下行，最终可能在肛窦区引起感染。此外，结核菌也可能通过血液传播，或者由肠结核直接蔓延至肛周。因为结核性肛周脓肿比较少见，而且它的症状可能和普通肛周脓肿相似，所以容易被忽视。但如果不及时发现和治疗，可能会导致更严重的后果。因此，对于肛周脓肿，医生会建议患者到专科医院进行结核排查，以确保准确诊断和有效治疗。

33.如何诊断肾结核？

肾结核这种病在开始时可能静悄悄的，不会引起太多注意。但如果它开始"作乱"，患者就会发现自己经常突然感到尿急，老往厕所跑，或者尿液看起来浑浊，同时可能伴有轻微发热、夜间出汗，或者感觉没什么力气。如果这种情况影响到肾脏的管道，患者可能会感到腰背部不舒服或疼痛。医生可能会安排CT增强扫描检查肾结核，这就像是用高清相机给肾脏和它的管道拍照。同时，还会安排患者检查一整天的尿液，如果尿液中发现了结核菌，那就是找到了确诊的直接证据。不过，有时候即使有肾结核，尿液检查也可能没有发现结核菌，特别是在病变还不太严重的时候。因此，医生会综合考虑患者的症状、体检结果和其他检查，来排除其他可能的疾病。在一些情况下，医生可能会建议患者先进行一段时间的抗结核治疗，然后观察治疗的反应，确定最终的诊断。

34.结核病会导致不孕不育吗？

结核病在某些情况下确实会影响生育能力，特别是当结核菌侵入女性的生殖系统时，更是如此。在一些结核病高发的地区，女性生殖系统结核是导致女性不孕的"隐形敌人"。这种结核通常是从身体的其他部位悄悄潜入的，比如肺部结核或其他器官的结核通过血液或淋巴系统传播而来。它可能直接侵袭输卵管、子宫内膜、卵巢等关键部位，引发生殖器官结核。当这些重要的生殖器官受到结核分枝杆菌的侵袭时，可能会导致输卵管受损、卵巢功能下降，或者子宫内膜的接受性降低，从而影响到女性的生育能力。有研究显示，相当一部分女性生殖器官结核患者可能会面临原发或继发性不孕的问题。即便在现代辅助生殖技术的帮助下，如果存在生殖器官结核，女性怀孕的成功率也会降低，流产的风险则可能增加。

35.男性生殖系统结核有哪些症状？

男性生殖系统结核可能悄无声息地侵袭，症状有时并不明显，但一旦留意，仍有迹可循。前列腺和精囊结核由于位置隐蔽，可能不会有显著的临床症状，但患者有时可能会感到直肠内或会阴部的不适。在更严重的情况下，患者可能会出现血精、精液量减少、性功能障碍，甚至面临不育的问题。附睾结核的发病过程通常较为缓慢，可能表现为阴囊部位的肿胀不适或下坠感，附睾尾或整个附睾可能出现硬结，通常不会有剧烈疼痛。但如果形成了寒性脓肿，并且在继发感染时，阴囊局部可能会出现红肿和疼痛。若脓肿破溃，可能会形成长期不愈合的窦道。输精管结核可能导致输精管因结核性肉芽肿形成而变得肿胀或增粗，形成硬结。这些结节一般不会引起疼痛，但可能在体检时通过触诊被意外发现。

36. 下肢结节性红斑，医生说需要检查结核病，这是怎么回事？

结节性红斑是一种喜欢"光顾"20到45岁女性的皮肤病，它会让小腿前侧的皮肤下出现对称的、疼痛的肿块，这些肿块红肿，一般不会破皮。它们可能持续几天到几周，然后自行消退，但有时会反复出现。患者还可能会感到轻微发热、全身不适、肌肉和关节疼痛。结节性红斑发生的原因有很多。我国是结核病高负担国家。如果结节性红斑反复发作，那么排查结核病就显得尤为重要。越来越多的研究表明，结节性红斑与结核菌感染关系密切。研究显示，超过60%的结节性红斑患者体内存在结核菌感染，或者有陈旧的结核病灶，PPD试验呈现阳性反应。这些发现让医生们认为，结节性红斑可能是我们的身体对结核菌或者它们产生的毒素产生的一种过敏反应。如果常规治疗没有效果，那么一定要去结核病定点医疗机构进行进一步的检查和治疗。

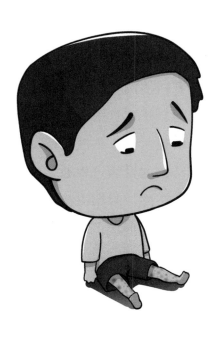

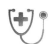

37.眼睛可以感染结核菌吗？怎么诊断？

　　眼睛确实可以感染结核菌。结核分枝杆菌是一种非常狡猾的细菌，它可以寄生在眼睛里，分泌一些蛋白质，导致眼部发炎，比如视网膜炎、脉络膜炎、葡萄膜炎等。其中，结核性葡萄膜炎是最常见的一种表现，可能导致视力下降、眼红、眼痛、畏光、流泪等。如果怀疑眼睛感染了结核菌，诊断起来比较困难。目前，确诊眼部结核的"金标准"是组织活检和眼内液的病原学检测。这需要眼科医生和结核科医生联合诊断。因为眼内液很少，结核菌也很少，所以单靠影像学检查很难确诊，医生还需要结合患者的免疫情况、结核接触史、其他器官结核感染情况等综合判断。

38.什么是诊断性抗结核治疗？它在临床中如何应用？

　　诊断性抗结核治疗是一种在确诊依据不足时，对疑似结核病患者采取的治疗手段。这种方法通过观察患者对治疗的反应来辅助诊断，如果患者在接受抗结核药物治疗后症状有所缓解，这通常支持结核病的诊断；反之，如果症状没有改善或病情加重，则可能需要重新评估诊断。在实际应用中，这种治疗可能适用于那些难以进行有创检查的患者，如老年患者或其他有特殊困难的患者。当他们出现不明原因的发热或疑似结核病症状时，经过与患者及家属的沟通，医生可能会决定开始诊断性抗结核治疗。治疗周期通常为1~2个月。在治疗期间，医生不仅会关注症状的改善情况，还会密切监测患者对药物的耐受性和可能出现的不良反应，确保治疗的安全性。

39.结核病与非结核分枝杆菌病的主要区别是什么？

结核病和非结核分枝杆菌（NTM）病虽然都是由分枝杆菌引起的，但它们之间存在一些区别。结核病是由结核分枝杆菌引起的，具有传染性，主要通过空气飞沫传播。相对而言，NTM病是由多种环境来源的分枝杆菌引起的，通常不会在人群中传播。在临床表现上，肺结核的症状往往重一些，而NTM病的症状可能较轻微或不典型，甚至无症状。影像学检查时，两者可能显示相似的肺部病变，NTM病的影像特点虽有一定规律，却不足以作为确诊依据。诊断上，肺结核可以通过痰涂片、培养和分子生物学检测来确诊，而NTM病的诊断更为复杂，需要通过影像学、培养和分子检测等综合考虑，并排除其他类似疾病。治疗方面，肺结核有一套标准化的药物治疗方案，而NTM病可能需要个性化的药物组合，且治疗时间可能更长。在预后方面，经过适当治疗的肺结核通常可以治愈，而NTM病由于治疗的复杂性，预后可能较差，可能伴随更多并发症。因此，医生需要综合考虑临床症状、影像学表现、实验室检测结果以及其他检查结果来评估病情和制订治疗方案。

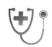

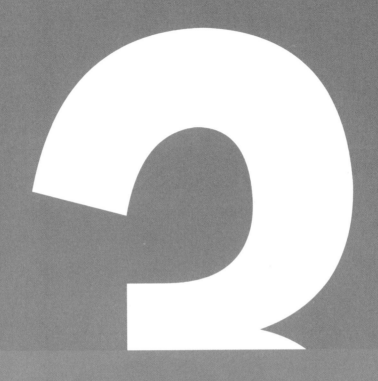

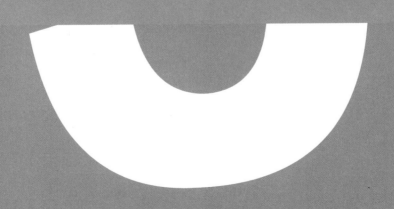

第三篇　结核病的治疗

1.结核病要治疗多久？是否可以治愈？

　　结核病治愈与否关键在于患者是否能够遵循医嘱，坚持规范化治疗。这意味着患者需要在医生的指导下，从确诊开始就及时用药，并且严格按照用药计划，连续不断、适量地完成整个疗程。对于药物敏感的肺结核患者，治愈通常需要连续服用抗结核药物6到8个月。肺外结核患者可能需要更长时间，一般9到12个月，甚至更长。治疗期间，患者必须确保不漏服药物，保持用药的规律性，避免私自停药或不规律用药，否则可能导致病情反复，还可能增加耐药风险。总之，只要患者遵循医嘱，坚持规范化的治疗方案，绝大多数患者可以治愈。

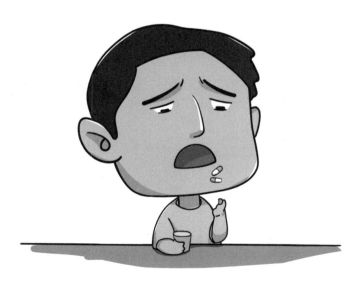

2. 结核病有哪些治疗方法？

　　结核病的治疗主要包括以下几种方法：化学治疗、免疫治疗、介入治疗、外科治疗、中医药治疗、营养支持治疗和宿主导向治疗。其中化学治疗通过使用抗结核药物直接杀灭或抑制结核分枝杆菌的生长，从而达到治疗目的。化学治疗在结核病治疗中占据核心地位，是消除传染性、阻断传播和治愈患者的关键措施。

3. 抗结核治疗的基本原则是什么？

　　抗结核治疗基本原则可以概括为"早期、联合、适量、规律、全程"十字方针。"早期"指的是早期治疗，一旦确诊，应立即启动治疗，以迅速控制病情，防止结核分枝杆菌的进一步扩散。"联合"代表联合用药，同时使用多种抗结核药物，利用它们不同的药理作用，不仅可以增强治疗效果，还能降低耐药风险。"适量"是适量用药，根据患者的体重、肝肾功能等个体差异，调整药物剂量，以确保治疗既有效又安全。"规律"强调规律用药，患者需严格遵循医嘱，定时定量服药，以保持药物在体内达到有效浓度，避免细菌产生耐药性。"全程"是指全程治疗，即使症状得到缓解，也必须坚持完成整个疗程，以确保彻底消灭结核分枝杆菌。这些原则共同构成了抗结核治疗的基石。

4.结核病治疗中的强化期和继续期指的是什么？

普通结核病治疗通常分为两个阶段：强化期和继续期（巩固期）。这就像打仗时的猛烈进攻和稳固成果。强化期是治疗的冲锋阶段，一般持续2个月。在这个阶段，医生会用至少三种抗结核药物联合作战，目的是迅速减少体内的结核菌数量，控制病情，缓解症状。强化期过后，就进入了稳固战果的继续期，通常持续4个月或更久。这个时期的目标是彻底清除残余的结核菌，防止它们卷土重来。在继续期，药物种类可能会减少，但依然会用有效的药物，如异烟肼和利福平，以保持治疗效果。这两个阶段的设计是为了确保结核病能够被彻底治愈，并且减少耐药菌的出现。治疗方案会根据患者的具体情况和治疗反应进行个性化调整，确保每位患者都能得到最有效的治疗。

5.肺结核患者在治疗期间如何进行自我管理？

肺结核患者在治疗期间，应遵循一系列关键的自我管理措施以确保疗效并减少并发症。首先，定期进行痰液检测，这是监测结核菌活动和评估化疗方案有效性的重要手段。普通患者应在治疗的第2个月、第5个月以及疗程结束时至少进行一次痰检，而耐药患者痰检则需在强化期每月、继续期隔月进行。其次，由于抗结核药物可能对肝脏和肾脏造成损害，患者应每月进行一次肝、肾功能检查以及血尿常规检测，一旦发现异常，应立即采取相应措施，并在必要时增加检查频率。第三，定期进行摄片检查，以了解病灶的吸收情况，通常1至3个月进行一次。最后，若在治疗过程中出现副反应，患者不应自行中断治疗，而应立即前往结核病专科医院寻求专业诊治。

6.增加抗结核药物的剂量是否能提高治疗效果？

 结核病的治疗是一场持久战，需要耐心和规律用药。有人可能会想，如果增加药物剂量，是否能更快地打败结核菌？这种想法忽视了药物作用的复杂性。药物在体内的作用既有治疗效果，也有可能带来不良反应。在一定范围内，药物效果可能随着剂量增加而增强，但达到一个极限后，再增加剂量也不会提高效果，反而可能引起严重的不良反应，如肝衰竭、骨髓抑制、视神经损害等，这些损伤可能是难以恢复的。因此，抗结核药物的使用必须遵循医嘱，患者根据自己的具体情况适量用药。过量服药不仅不会提高治疗效果，反而可能带来更大的健康风险。医生会根据病情和药物的药理特性，制订合适的治疗方案，以确保安全有效。总之，结核病的治疗需要规律和耐心，而不是盲目增加药物剂量。患者应该遵循医嘱，与医生密切合作，保持治疗的规律性和连贯性，这才是战胜疾病的正确方式。

7.如果吃结核药错过了时间，可以补吃吗？

规律用药对于维持有效血浆药物浓度至关重要。如果错过了服药时间，是否补服需要根据具体情况判断。如果发现漏服的时间距离下次服药时间还有一半以上，可以立即补服；如果超过一半，则不建议补服，只需在下次服药时间按原计划进行。此外，如果药物是每日一次，当天发现漏服应立刻补服；如果第二天才想起来，则不需要补服，继续按原计划服用即可。重要的是，不要在下一次服药时加倍剂量，以免引起不良反应。为了预防漏服，可以采取一些措施，如使用电子药盒，设置闹钟提醒服药时间，或制作用药台历记录每天需要服用的药品名称、时间和数量，并放在容易看到的地方。这些方法有助于提高用药依从性，确保治疗效果。总之，虽然偶尔漏服不一定会对治疗效果产生重大影响，但长期规律用药是确保结核病成功治愈的关键。

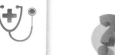

8.肺结核治疗期间遇到反复发热该怎么办？

肺结核患者在治疗期间如反复发热，需密切监测体温，记录发热的形式，并将这些信息及时反馈给医生。发热的原因可能包括结核病本身引起的午后低热，这通常在治疗一个月后会有所缓解；或者是抗结核药物引起的药物热，这时可能需要暂时停用或更换药物；还有可能是合并了其他病毒或细菌感染，需要额外的抗菌药物治疗来控制感染。另外，治疗初期可能会遇到类赫氏反应，这是结核菌大量死亡引起的免疫反应，可自行好转，严重时予以激素短期治疗。如果结核病控制不佳出现播散，引发结核性脑膜炎或肺外器官结核等，需要加强抗结核治疗。除此之外，如果患者有其他疾病，如甲状腺疾病或风湿性疾病，也可能导致发热。

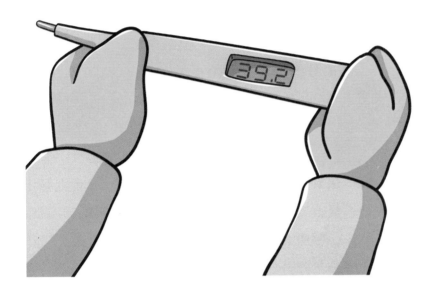

9.肺结核患者少量咯血时该如何应对？

少量咯血通常指的是24小时内咯血量不超过100毫升。如果遇到这种情况，首先不要惊慌，保持平静，可以采取安静休息的方式进行初步观察。如果咯出的血液仅仅是痰中带有血丝，这通常意味着情况可能并不严重，但仍需密切注意。当咯血量稍微增加或持续不止时，应立即就医。医生可能会使用止血药物来帮助控制出血，有时可能还会给予一些镇静药物，以减轻患者的紧张情绪，因为紧张和焦虑可能会加重咯血症状。此外，适当使用止咳药物也是有益的，可以减少咳嗽频率和降低咳嗽强度，避免因剧烈咳嗽而导致咯血情况恶化。

10.肺结核患者中等量或大量咯血时该如何应对？

中等量咯血通常指24小时内咯血量在100到500毫升，而大咯血则是24小时内咯血量超过500毫升或一次性咯血量超过300毫升。这时，患者应立即静卧，最好是患侧卧位，以助于血液排出，降低窒息风险，同时有助于物理止血，保证健侧肺通气。紧急情况下，患者需要尽快到医院接受专业治疗。在医院，患者会被安排绝对卧床，医护人员会密切监测其生命体征，提供吸氧，并观察患者是否有意识障碍、呼吸急促或呼吸困难等症状。治疗上，除了积极的抗结核和抗感染治疗外，还会使用止血药物来控制出血，必要时使用镇静药物来缓解患者的紧张和焦虑情绪，以及糖皮质激素来抑制炎症反应。如果内科保守治疗无法控制出血，医生可能会考虑进行支气管动脉造影，并根据结果进行支气管动脉栓塞术，这是一种通过阻断供血来控制出血的有效手段。在栓塞术无法进行或无效的情况下，且患者没有明显的手术禁忌，可能需要考虑外科手术治疗。总之，中等量或大量咯血是紧急情况，有生命危险可能，一旦出现就要立即就医。

11. 得了肺结核，夜间总出一身汗，怎么办？

夜间出汗，医学上称为盗汗，这是结核病常见的全身症状之一。盗汗通常在深夜或黎明前发生，醒来后停止，可能会让患者感到不适，影响睡眠质量。处理盗汗的首要步骤是积极治疗肺结核本身。通过早期和规律的抗结核药物治疗，随着病情的控制，盗汗症状往往会逐渐减轻或消失。除了药物治疗，中医辨证施治也是改善盗汗症状的有效途径。患者可以咨询中医专家，根据个人体质和病情进行个性化治疗。在日常生活中，保持良好的心态和规律的生活习惯对于缓解盗汗同样重要。避免过度的精神压力和情绪波动，保持室内适宜的温度和湿度，穿着透气的睡衣，选择适当的被褥，都有助于改善睡眠质量。此外，饮食上可以多吃一些具有滋阴降火功效的食物，如枸杞、银耳、百合和梨等，这些食物有助于调节体内平衡，减轻盗汗症状。

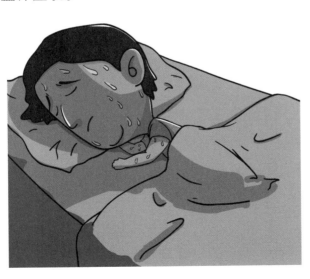

12. 支气管动脉栓塞术如何帮助治疗肺结核引起的大咯血？

　　支气管动脉栓塞术（BAE）是一种介入性治疗方法。当肺结核患者大量咯血，面临窒息或失血性休克的风险时，BAE提供了一种迅速有效的解决方案。操作过程中，医生首先通过皮肤上的小切口，将导管插入股动脉，在X线引导下，小心地将其推进到支气管动脉。导管到达指定位置后，释放适当大小的栓塞颗粒，这些颗粒会阻断向出血区域供血的血管，有效控制咯血。BAE治疗在控制大咯血方面的总有效率相当高，达到86.62%，其应用价值体现在快速止血效果上，减少了对紧急开胸手术的需求，同时降低了治疗风险，减少了患者恢复时间。此外，BAE还能显著改善患者的肺功能和动脉血气指标，提高患者的生活质量。

13. 抗结核治疗后没有症状就可以自行停药吗？

　　绝对不可以。抗结核治疗是一个严格的过程，即使症状消失，自行停药也是非常危险的行为。结核分枝杆菌可能仍在体内潜伏，部分可能已产生耐药性。一旦停药，这些细菌可能会重新活跃，导致疾病复发，增加治疗难度，甚至可能使原本可治愈的结核病变得难以控制。抗结核治疗的目标是彻底清除体内的结核菌，防止复

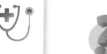

发。治疗周期通常由医生根据患者病情确定，患者必须完整遵循，无论症状是否消失。此外，结核病在症状缓解后仍可能具有传染性，自行停药会增加传播风险，危及他人健康。患者必须严格按照医生的指导完成整个疗程，不应自行中断或改变治疗方案。不管有任何关于治疗的疑问或担忧，患者都应及时与医生沟通，寻求专业意见。只有规律地完成治疗，才能确保结核病的有效控制和彻底治愈，保障个人和公共健康安全。

14. 中医药在结核病治疗中的应用是否还具有现代价值？

我国传统中医药对结核病的认识和防治确实拥有悠久的历史，《十药神书》等专著对结核病（中医称"痨病"）的理论和实践进行过深入探讨。然而，随着现代医学的发展，特别是结核病微生物学诊断技术和强效抗结核药物的出现，中医药在这一领域的应用似乎逐渐淡出人们的视线。但近年来，随着对结核病治疗的深入研究，人们发现患者常面临免疫功能低下、抗结核药物不良反应以及结核分枝杆菌耐药等问题，这些问题直接影响了治疗效果。在这种背景下，中医辨证治疗结核病的优势重新受到关注。研究表明，中医药不仅能够减轻抗结核药物的毒副作用，增强疗效，还具有抑菌、扶正、提高免疫力和调节全身状态等多重作用。因此中医药在抗结核治疗中的应用优势有必要重新引起重视与肯定。

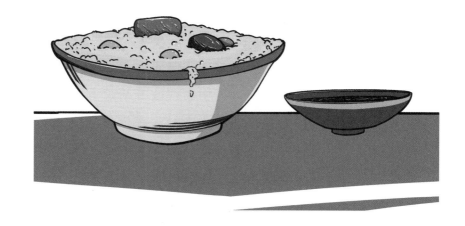

15.能否只用中医中药的方法来治疗肺结核？

　　尽管中医中药在治疗肺结核方面有着悠久的历史和一定的理论基础，但现代医疗实践中，我们不能仅仅依赖中医中药来治疗肺结核。中医将肺结核称为"痨病"，认为它是一种慢性虚损性疾病，治疗上强调辨证论治，注重调整和增强患者的体质。然而，肺结核是一种由结核分枝杆菌引起的传染病，其治疗需要强有力的杀菌和灭菌手段。现代医学的抗结核药物虽然可能伴随一定的毒副作用，但它们在控制和消灭结核分枝杆菌方面发挥着不可替代的作用。中医中药可以作为辅助治疗手段，帮助提高患者的整体健康状况，改善临床症状，减少抗结核药物的副作用，提高患者的耐受性。总体来说，结核病的治疗应以化疗为主，中医中药可以作为有益的补充，但不建议作为唯一的治疗手段。

16. 哪些情况下结核病患者需要接受激素治疗？

在结核病治疗中，激素治疗并不适用于所有患者，但对某些特定类型的结核病或严重情况，激素治疗能够发挥关键作用。例如对结核性脑膜炎，激素有助于减轻炎症和降低颅内压；对结核性心包炎和胸膜炎，激素可以控制炎症和减少渗出；对结核性腹膜炎，激素能够减轻腹膜炎症；对急性血行播散性肺结核和重症肺结核，激素有助于控制病情进展和缓解症状。激素治疗应该在有效的抗结核药物治疗基础上进行，并且要严格掌握适应证，仔细权衡治疗的利弊。治疗剂量和疗程根据病情确定，正确的激素治疗可以显著改善患者的预后，但不当使用也可能带来风险。患者应遵医嘱用药，确保治疗的有效和安全。

17. 结核病患者如何进行营养支持治疗？

治疗结核病是个消耗战，患者需要充足的营养来补充能量，增强抵抗力。就像汽车需要汽油，身体也需要蛋白质和能量来维持正常运作和修复受损的组织。在治疗肺结核时，我们要特别注意补充高质量的蛋白质和足够的热量。过多的糖分会加大肝脏和肺部的工作压力，所以合理搭配饮食中的糖和脂肪很重要。脂肪乳剂和葡萄糖一起用，可以提供更多能量，减少身体通过分解蛋白质来供能，帮助我们的身体达到更好的氮平衡状态，也就是让身体建设大于消耗。一些医生和研究者已经开始用药物来增加患者的食欲，或者通过补充氨基酸、白蛋白等来帮助结核病患者。这样做可以改善患者身体的负氮平衡，提高免疫力，保证血液中有足够的抗结核药物来抗击病菌，有利病情好转。

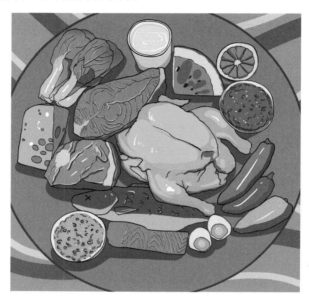

18.哪些肺结核患者需要考虑外科手术治疗？

当药物治疗已经尽力，但肺部的空洞还是愈合不了，或者患者出现严重的大咯血，这时候手术就可能成为解决问题的办法。如果一侧的肺已经严重受损，药物治疗也无能为力，那么手术切除损毁的肺组织，可以帮助患者摆脱病痛。此外，如果肺结核合并支气管扩张，导致患者反复咯血或感染，或者肺部因为某些原因无法正常膨胀，也就是肺不张，并且伴有反复感染，这时候手术也可能是必要的。如果支气管结核引起了瘢痕狭窄，影响了正常的呼吸功能，同样可能需要手术治疗。对于那些对抗结核药物反应不佳的耐多药结核病患者，如果病灶比较局限，手术切除可以提高治愈率。

❓ 19.骨关节结核患者何时需要手术治疗？

首先，如果病灶内有大块死骨或较大的脓肿，而且这些病变不容易自己吸收，就需要手术来清除。其次，如果患者身上有长期不愈合的窦道，手术干预可能是必要的。再者，如果脊柱结核导致了截瘫或其他神经压迫症状，手术就显得尤为重要。对于药物治疗效果不佳的骨结核或滑膜结核，手术也是一个可行的选择。当边缘型单纯骨结核在药物治疗后仍未得到控制，并且有发展成全关节结核的风险时，手术可以阻止病情进一步恶化。对于寒性脓肿，特别是混合感染、体温高、中毒症状明显的患者，脓肿切开引流手术非常重要。此外，脊柱畸形矫正术可以帮助矫正因结核导致的脊柱后凸畸形，改善患者的生活质量。值得注意的是，手术通常是在抗结核药物治疗的基础上进行的。除了急诊手术外，大多数情况下，我们会等到全身结核中毒症状减轻、病变稳定后再进行手术，这样可以提高疗效和缩短疗程。

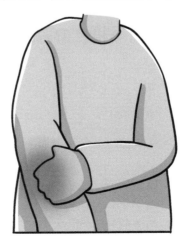

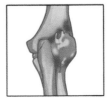

20.哪些浅表淋巴结结核需要考虑手术治疗？

首先，如果患者经过3到6个月规范的抗结核药物治疗，但病情没有明显改善，这时候手术可能是一个选项。其次，当淋巴结结核形成脓肿，且药物治疗无法有效控制时，手术可以作为清除病灶的手段。第三，如果脓肿合并了其他类型的细菌感染，手术不仅可以帮助控制感染，还可以防止病情进一步恶化。第四，对于经过3个月治疗仍然不愈或频繁发作的窦道，手术干预可能是必要的。第五，如果淋巴结结核导致了瘘口或瘢痕，严重影响了患者的外观，且患者有美容需求，手术也是一个可行的选择。第六，对于非结核分枝杆菌感染，如果药物治疗无效，手术可能有助于清除感染源。最后，如果淋巴结结核的诊断不明确，需要通过手术来获取组织样本，以区分它是否为肿瘤等其他疾病。

21.结核性心包炎患者何时需要手术治疗？

结核性心包炎是否需要手术，主要看病情的严重性和具体情况。当心包积液积聚过多，压迫心脏时，可能需要心包穿刺抽液或放置引流管来缓解症状。如果心包因炎症而缩窄，限制了心脏的正常功能，可能就需要进行心包切除手术。心脏压塞是一种紧急情况，需要立即手术来减轻心脏的压力。对于药物治疗无效或反复发

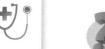

谈「核」色变？——结核那些事儿

作的病例，手术也可能是一个选项。手术是重要的治疗方式，但并不是万能的，它不能取代药物治疗。结核性心包炎的治疗基础仍然是抗结核药物。

22.结核病患者术后是否还需要继续服用抗结核药物？

结核病患者在手术治疗后，通常仍需继续服用抗结核药物。手术虽然可以清除局部的结核病灶，但并不能完全消灭体内的结核菌。因此，术后患者需要遵循医嘱，继续进行规范的抗结核药物治疗，这是为了彻底消灭残留的结核菌，防止病情的复发。抗结核药物的使用时间取决于多种因素，包括病变的部位、患者是否对药物有耐药性等。一般情况下，术后患者还需要用药6到12个月。结核病患者术后继续服用抗结核药物是必要的，这有助于巩固手术效果，确保病情得到有效控制。

23.为什么结核性胸腔积液患者要及时抽液治疗？

结核性胸腔积液患者需要及时抽液，这就像是给肺部"减压"。胸腔积液会让患者感到呼吸困难、胸痛，抽液后这些症状就能得到缓解。如果不处理，积液长时间在胸腔里停留，可能会让胸膜变厚，甚至黏在一起，形成难以治疗的包裹性积液。排掉积液后，肺部能更好地膨胀，呼吸也会更顺畅。此外，抽液还能帮助医生通过化验胸水来找出病因，有时候还能直接在胸腔里注入药物进行治疗。如果不清除积液，胸膜会因为长时间受压而变厚，影响肺部的正常工作。而且，积液还可能成为细菌滋生的温床，增加感染的风险。及时抽液可以减少这些风险，帮助患者更快地恢复健康。最后，抽液还能防止胸腔积液在胸膜内形成分隔，这样后期治疗就不会那么复杂。

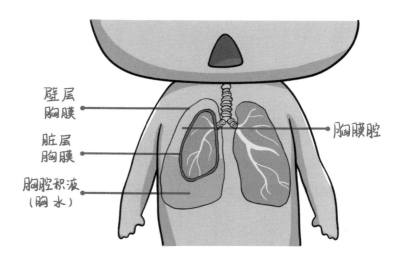

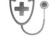

24. 支气管结核应该怎么治疗？

支气管结核的治疗就像是一场战争，需要耐心和多管齐下的策略。首先，得用抗结核药物，这就像主力军，通常用药 12~18 个月甚至更长时间。要按医嘱规律服用，确保彻底消灭结核菌。如果气道因为结核变窄或堵住了，可能需要支气管镜手术来清理，这就像是特种部队，用球囊扩张、冷冻或热消融等手段来恢复气道畅通。治疗中还得注意缓解症状，比如咳嗽、咳痰严重时要用止咳药和祛痰药，咯血时要用止血药。同时，营养得跟上，吃得好身体才有力气对抗细菌。最后，定期复查不能少，这是监测战场态势的重要手段，同时要留意药物可能带来的副作用，必要时要调整治疗策略。总之，支气管结核的治疗要在医生的指导下，综合运用药物、手术和营养支持，确保既科学又有效。

25.结核性脑膜炎的治疗需要多长时间？

结核性脑膜炎是结核病中的一个"硬骨头"，它的治疗时间没有一成不变的答案。如果病情发现得早，治疗又跟得上，恢复的路程自然会短一些。但如果病情复杂，治疗难度大，这个旅程就会变得更加漫长。治疗时间的长短和我们选择的抗结核药物有关。选对了药，就像选对了开锁的钥匙，不仅能缩短疗程，还能提高治疗效果。最怕的是，有的患者看到病情好转就急不可耐地减少药量或停药，这不仅会让病情反复，还可能产生耐药，让治疗变得更加棘手。此外，患者的身体状况和心态也会影响疗程。一个健康的身体和积极的心态，就像阳光和雨露，有助于病情的恢复。通常来说，结核性脑膜炎的治疗是一场持久战，至少需要1年的时间。如果病情严重，可能需要更长的时间，2到3年也是有可能的。

26.结核性脑膜炎能否治愈？会不会留下后遗症？

结核性脑膜炎多数是可以治愈的。治愈的可能性取决于病情的严重程度和治疗的及时性。患者如果病情较轻，并且得到了及时规范的治疗，完全治愈的机会是相当大的；如果病情严重，或者错过了最佳治疗时机，治愈的难度就会增加，预后也可能不尽如人意。该病可能会出现一些后遗症，如认知功能下降、语言障碍、记忆问题等。在一些严重的情况下，患者可能会经历癫痫发作、失明或四肢瘫痪。面对这些后遗症，其治疗需要一个综合的计划，包括康复训练、持续的抗结核治疗，以及患者和家属的日常护理和生活方式调整。这些方法可以有效地缓解症状，帮助患者逐步恢复。结核性脑膜炎及其后遗症对患者、家庭乃至社会都是一个沉重的负担。它不仅影响个体健康，还可能对家庭和社会经济造成重大压力，康复过程的成本也可能非常高昂。因此，早期发现、早期治疗对于预防后遗症和改善预后至关重要。

27. 肠结核的治疗方法有哪些？其预后如何？

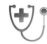

肠结核的治疗是个全方位的过程，首先患者得有个好习惯，根据肠道情况调整饮食，吃容易消化、营养丰富的食物，比如面条、蛋羹、牛奶和肉汤，记得少量多餐，远离那些油腻、辛辣的刺激物。接下来是重头戏——抗结核药物治疗，这和治疗肺结核有相似之处，关键在于早期发现、联合用药、适量不过量、规律不中断、全程不遗漏。如果病情复杂，比如有肠梗阻、肠穿孔等严重情况，可能就需要外科手术来帮忙了。同时，对于不完全肠梗阻，内科治疗无效的情况下，也得考虑手术治疗。至于肠结核的预后，这得看我们是否能及时发现和治疗。如果患者早期就得到妥善治疗，大多数情况下可以痊愈，预后是相当不错的，不会影响日常生活和寿命；但如果伴有严重并发症，或者治疗不及时，那预后就没那么乐观了。

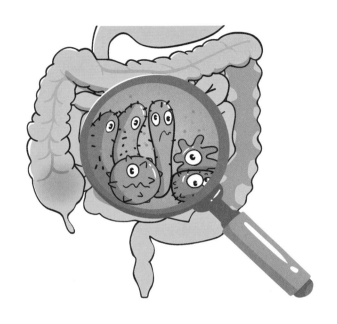

28. 结核性腹膜炎有哪些治疗手段？预后如何？

治疗结核性腹膜炎首先要从生活细节做起，改善饮食，补充营养，保证休息，同时对症处理结核中毒症状。饮食上，患者应选择易消化、营养丰富的食物，保持饮食均衡。接下来是药物治疗，这是治疗的核心，通常需要3到4种抗结核药物联合治疗，具体的用药方案和疗程可以参考肠结核的治疗。如果腹水积聚引起不适，可能需要穿刺抽液，并可能在抽液后注入抗结核药物，同时注意纠正低蛋白血症。对于渗出性结核性腹膜炎，肾上腺皮质激素能改善症状，加快腹水吸收，但必须与强效抗结核药物联合使用。如果患者临床中毒症状不明显，尤其是合并肠结核时，激素使用要谨慎。在面对肠梗阻、肠穿孔或肠瘘等严重情况时，可能需要外科手术治疗。谈到预后，如果早期采取以化学治疗为主的综合治疗方法，结核性腹膜炎的治愈率是较高的，并发症和后遗症也相对较少。一旦出现肠梗阻、肠穿孔等并发症，应积极采取手术治疗。

29.男性生殖系统结核该怎么治疗？

男性生殖系统结核的治疗，通常分为药物治疗和手术治疗两大类。首先，药物治疗是治疗这类结核病的基石。抗结核药物能够有效地对抗结核分枝杆菌，而且对于生殖系统的结核来说，药物治疗的效果通常不错。如果发现得早，仅仅是附睾部位的结核，单纯用药物就有很大希望治愈，并不一定需要手术。然而，如果病变严重，比如出现干酪样坏死，或者有脓肿形成，药物治疗效果不佳，那么可能就需要考虑手术治疗。在某些情况下，如果病变侵犯了睾丸，可能需要进行附睾切除手术。如果病变靠近附睾，可能还需要部分切除睾丸，但医生会尽量保留睾丸组织。手术后，患者的精囊和前列腺结核多数能够逐渐愈合。如果手术前的精液检查发现没有精子，这可能意味着病变已经蔓延到了对侧的输精管和附睾。这时，医生可能会建议结扎有问题的输精管，以防止病变进一步扩散。如果对侧输精管是通畅的，可能就不需要额外处理，依靠药物治疗就足够了。

30.肺结核治愈后是否会复发？

肺结核治愈后复发的可能性确实存在，但患者通过规范治疗和健康的生活方式可以显著降低这一风险。肺结核的治疗通常需要6到9个月，甚至更长，这要求患者严格遵循医嘱，定期服用抗结核药物。复发可能由未完成全程治疗、治疗不规律或提前停药导致，这些行为可能使结核菌产生耐药性。此外，免疫系统状态的削弱，如由其他疾病、营养不良或药物不良反应引起，也可能使结核菌重新活跃。为预防复发，患者应严格遵循医嘱完成治疗，保持良好的生活习惯以增强免疫力，并定期进行复查以早期发现问题。通过这些措施，患者可以最大限度地减少肺结核复发的风险，维护自身健康。

31.为什么肺结核治愈后体检还会显示肺部阴影？

肺结核治愈后，体检时确实有可能发现肺部阴影，这通常不是疾病复发的迹象。首先，结核病治疗后，肺部可能会留下瘢痕组织或纤维化，这些在影像学检查中会呈现为阴影。其次，治疗过程中可能形成的空洞，即使部分愈合，也可能在X线或CT上留下痕迹。此外，治疗期间的炎症反应可能导致肺部组织肿胀或充血，这些变化可能在治疗结束后仍然存在一段时间。重要的是要认识到，肺部阴影不一定意味着结核病未愈或复发，因为许多其他肺部状况，如肺炎、肺结节或肺纤维化，也可能导致类似的表现。如果体检中发现肺部阴影，患者要进一步检查以确定具体原因，并根据医生的建议采取适当的措施。

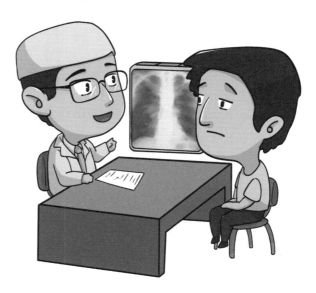

 32. 非结核分枝杆菌病是否都需要治疗？

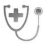 非结核分枝杆菌感染是否需要治疗取决于多种因素，包括感染的严重程度、患者的整体健康状况、感染的菌株类型以及是否存在潜在的慢性疾病等。有些情况下，如果感染是无症状的或仅是定植状态，可能不需要立即治疗，但需要定期监测。但对于那些症状明显，如持续咳嗽、咳痰、咯血、发热或乏力，特别是病变持续进展或影响器官功能，或者患者免疫力较弱，存在高危因素时，通常就需要积极治疗了。治疗决策要综合考虑多种因素，包括感染的菌种类型、感染部位、病情的严重程度，以及患者的免疫状态。有时

候，即使是同一种非结核分枝杆菌，不同的患者可能需要不同的治疗方法。因此，是否治疗以及如何治疗，需要医生根据患者的具体情况做出专业判断。

33.非结核分枝杆菌病的治疗方法与肺结核相同吗？

非结核分枝杆菌（NTM）病的治疗和肺结核治疗不是一码事。虽然它们都是由分枝杆菌引起的感染，但NTM对许多常用的抗结核药物有较高的耐药性，这就要求治疗方案必须个性化，不能一概而论。对于肺结核，通常有一套标准化的治疗流程，而NTM病则需要根据菌种鉴定和药物敏感性测试结果来定制治疗方案。治疗可能包括大环内酯类、喹诺酮类、氨基糖苷类等不同类别的药物，而且治疗周期往往比较长。每种NTM的用药选择和疗程长度可能会有所不同。对于疑似NTM病患者，不建议进行诊断性治疗。在某些情况下，如果药物治疗效果不佳，可能会考虑外科手术，但这需要谨慎评估。总的来说，NTM病的治疗更加注重个体化，需要根据患者的状况和NTM的具体种类来调整治疗策略，以确保治疗的有效性和安全性。

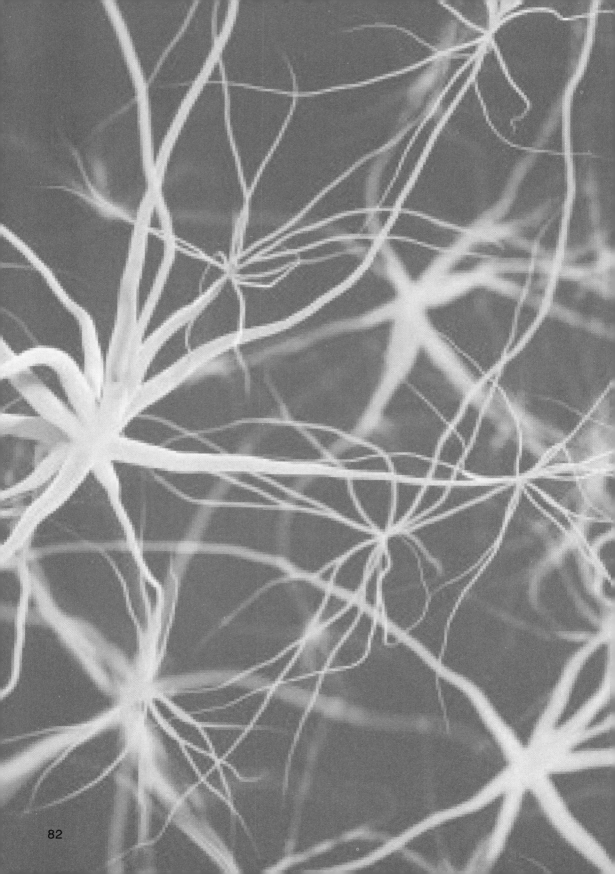

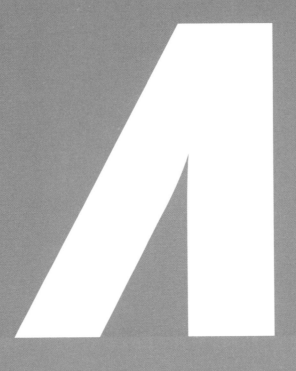

第四篇　特殊人群结核病

1.什么是儿童结核病？哪些因素可能让孩子容易得这种病？

儿童结核病指的是 14 岁以下的孩子患上的结核病，这种病给诊断带来了挑战，因为孩子可能不会清楚地表达自己的不适，他们的免疫系统对结核分枝杆菌的反应也和大人不同。儿童容易得结核病的因素包括：年纪小，特别是 5 岁以下的孩子风险更高；家里有结核病患者，孩子们和患者密切接触；免疫力低下，比如有 HIV 感染或其他疾病影响免疫系统；营养不良，影响免疫力；生活环境差，比如拥挤或不卫生；经济条件差，可能因为居住和营养问题面临风险；患有慢性疾病，如糖尿病或肾病，也可能增加风险。

2.儿童是怎么被传染上结核病的？有什么特点？

儿童染上结核病，主要通过以下几种方式：最常见的是空气传播，当结核病患者咳嗽或打喷嚏时，会把结核分枝杆菌散播到空气中，小朋友吸入这些带菌的空气就可能中招；第二种是食物传播，比如喝了没经过消毒的牛奶，或者用了结核病患者的餐具；第三种是母婴传播，如果准妈妈有结核病，可能在怀孕时就传给宝宝，或者宝宝出生后通过和妈妈的亲密接触被传染。

儿童结核病有以下几个特点：首先，儿童的免疫系统还没完全发育成熟，所以他们更容易被结核分枝杆菌攻破防线；其次，儿童得了结核病，症状可能没那么明显，不太容易被发现；还有，儿童不仅肺部，身体其他部位如淋巴结、骨骼、颅内等也更容易被结核分枝杆菌侵犯；而且，儿童结核病如果不被及时发现和治疗，病情可能急转直下；儿童结核病的确诊也相对更难，因为他们体内的结核分枝杆菌可能较少，不易检出，咳痰反射弱，难以获得合格的病原学检测标本；最后，儿童结核病如果能够被及早诊断并给予合适的抗结核药物治疗，预后是相对较好的，病变通常在3至6个月被吸收或硬结，并在2年内钙化，这意味着孩子们有很大机会完全康复。

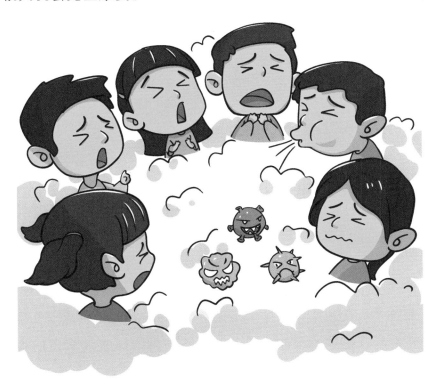

3.抗结核药会对儿童的生长发育产生影响吗?

通常情况下并不会。在儿童结核病的治疗中,确实需要在药物疗效和潜在副作用之间找到平衡。抗结核药物,如利福平,并没有证据显示它们会直接影响儿童的生长发育,但它们可能引起一些副作用,比如胃肠道反应和肝功能损害,这可能会间接影响儿童的营养吸收和整体健康状况。然而,合理使用和监测这些药物,可以最小化副作用的风险。世界卫生组织(WHO)推荐儿童使用的一线抗结核药物剂量和治疗方案会根据儿童的年龄和体重进行调整,以确保安全和有效。医生会密切监测儿童的肝肾功能和生长发育情况,并在必要时调整治疗方案,以减轻或避免药物副作用。抗结核药物对于控制结核病至关重要,而且当它们被合理使用和监测时,并不会明显影响儿童的生长发育。

4.对儿童怎样进行结核分枝杆菌潜伏感染筛查和预防性治疗?

儿童是否受到结核菌潜伏感染(LTBI),首先得留意一些线索,比如孩子是否接触过结核病患者,或者生活在结核病多发的地区,有没有免疫系统方面的问题等。筛查时,医生可能会用结核菌素皮肤试验(TST)或者干扰素γ释放试验(IGRAs),对5岁以下的小朋友,采用IGRAs更准确一些。如果筛查结果显示可能有结核菌潜

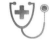

谈『核』色变?——结核那些事儿

伏感染，医生会通过询问症状、检查身体和一些实验室检测来排除活动性结核病。一旦确诊LTBI，医生通常会建议进行预防性治疗，特别是对那些有较高风险发展为活动性结核病的孩子。治疗上，会推荐异烟肼或利福平的单药预防，或者异烟肼联合利福平、异烟肼联合利福喷汀的预防治疗。对于15岁以上的孩子，还可使用母牛分枝杆菌的免疫预防措施。注意，治疗期间要监测药物不良反应。

5.学生得了肺结核还能继续上学吗？什么情况下需要休学？

如果学生被确诊为肺结核，通常需要暂时离开学校环境，专心在家休息和治疗。在以下情况下医生会建议学生休学：患者患有传染性肺结核，即通过涂片检查或培养能检测到结核菌；患者胸部X线片显示肺部有广泛的病变或存在空洞，即使是非传染性的肺结核；患者有明显的肺结核症状，比如持续咳嗽、咳痰、发热、盗汗等；医生根据患者的具体情况，认为有必要休学的其他情况。学校会根据医生开具的休学诊断证明，对患病学生进行休学管理。这样做是

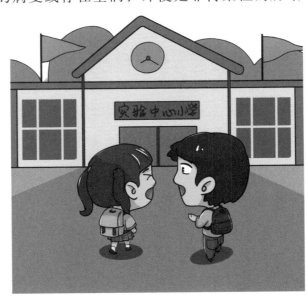

为了保护学生的健康，同时防止疾病在学校中传播。

6.学生因结核病休学后什么时候可以复学？

　　学生因为结核病休学后，想要复学需要满足一些条件，这些条件由结核病定点医疗机构的医生进行评估。当学生完成了规范治疗并且病情有了明显好转，医生会根据以下情况决定是否可以开具复学诊断证明：对于病原学阳性肺结核或重症病原学阴性肺结核患者，比如有空洞、大片干酪状坏死病灶或粟粒性肺结核等，经过全疗程规范治疗，达到治愈标准，方可复学；对于病原学阴性肺结核患者，需经过4个月的规范治疗，待症状减轻或消失，胸部影像病灶明显吸收，并且自治疗的第3个月起，连续两次痰涂片阴性（每次检查的间隔时间至少满1个月）且一次痰结核菌培养阴性，方可复学。特殊情况的患者，需由诊治医生综合判定。

7.学校的老师、保安或保洁得了结核病怎么办？

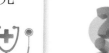
　　老师、保安或保洁等学校工作人员被确诊为结核病后，首先要做的是把健康放在第一位，立即去结核病定点医疗机构接受专业的诊治，听从医生的建议，按时服药，定期复查，并坚持完成整个疗程直至完全康复。因为学校是人群密集的地方，结核病容易传播。我国非常重视学校结核病的防控工作，国家卫生健康委员会和教育部联合发布了《中国学校结核病防控指南（2020版）》，里面详细规定了结核病患者的休学和复学标准。患病的学校工作人员需要到学校所在地的县（区）级及以上结核病定点医疗机构开具休工诊断证明，并接受学校的疫情管理。这样做不仅是为了自己的健康，也是为了保护学生和同事，防止结核病在校园内传播。

8.什么是老年结核病？有什么特点？

老年结核病是指60岁以上的老年人患上的结核病，有以下特点：首先，老年患者可能不会显示出典型的结核症状，比如持续咳嗽或咳痰，而可能只有疲劳、体重下降等不太明显的症状；其次，因为症状不明显，这种病容易被误诊或漏诊；再者，如果治疗不及时，老年结核病的复发率和耐药性可能更高，治疗起来也更复杂；此外，老年人可能因为记忆力减退、对医嘱理解不足等原因，服药依从性较差；而且，他们的身体可能对某些药物更敏感，容易出现不良反应；随着年龄增长，老年人免疫功能也会下降，影响对结核菌的抵抗；同时，老年结核病患者常常伴有其他慢性疾病，如糖尿病、心血管疾病等，这些疾病可能影响结核病的治疗和预后。因此，老年结核病患者应及时进行诊断和治疗，以减少并发症和改善预后。

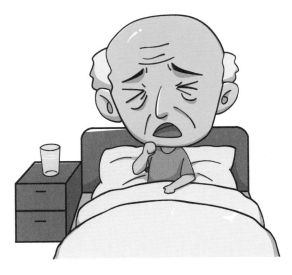

9.老年结核病能治愈吗？预后怎么样？

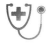

老年结核病能否治愈以及预后如何，主要受几个关键因素的影响。首先，病变范围较小且局限的老年肺结核通常预后较好。其次，如果结核菌对药物产生耐药性，治疗难度会增大，预后可能较差。早期诊断和及时治疗对改善预后至关重要。在治疗过程中，医生需要密切监测患者的肝功能、肾功能和血常规等，注意药物不良反应，并及时调整治疗方案。积极处理并发症也是改善预后的重要措施。此外，不同患者的体质、免疫力和基础疾病等个体差异也会影响预后。虽然老年结核病的治愈和预后可能与年轻患者存在差异，但通过早期诊断、合理用药、密切监测和积极处理并发症等措施，老年结核病仍有希望获得较好的治疗效果。医院里的专科医生会为每位老年患者制订个性化的综合治疗方案。总之，老年结核病的治疗和预后需要综合考虑多种因素，但通过及时、合理的治疗和细致的护理，老年患者仍有机会战胜病魔，享受健康的生活。

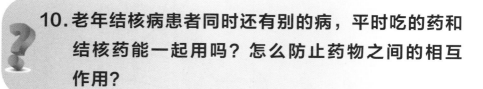

10.老年结核病患者同时还有别的病，平时吃的药和结核药能一起用吗？怎么防止药物之间的相互作用？

老年朋友同时有多种慢性病，吃药得小心，尤其是开始吃结核药的时候。首先，医生会详细了解患者病史和所有正在使用的药物，来评估潜在的药物相互作用，然后选择适合老年人、相互作用少的结核药物，根据患者肝肾功能调整剂量，避免药物积累；如果可能，医生会监测药物在血液里的浓度，确保安全有效。医生还会简化治疗方案，合理安排不同药物的服用时间，减少相互作用的风险；安排患者定期检查血常规和肝肾功能，及时调整治疗方案。医生和药师会提供药物相关的教育，提高患者对潜在风险的认识；必要时跨学科团队合作，共同制订和监控治疗方案。患者自己不要自行更改药物剂量或停药，要和医生保持密切沟通。同时，某些食品和补充剂也可能和药物发生相互作用，这也要注意。老年结核病患者在用药时要小心，在医生的指导和监测下，尽量避免药物相互作用，确保治疗安全有效。

11. 什么是妊娠结核病？ 一定要终止妊娠吗？

妊娠结核病是指女性在怀孕期间感染了结核分枝杆菌，或者在结核病未愈时怀孕，这种情况需要特别关注。治疗妊娠结核病时，医生会根据怀孕的阶段和病情的严重程度来决定治疗方案，以及是否需要终止妊娠。在某些情况下，比如早孕期间胎儿器官形成的关键时期，如果孕妇出现严重的妊娠反应、严重的肺结核症状、病变广泛且有空洞形成、反复咯血、耐药结核分枝杆菌感染、HIV感染或糖尿病等，医生可能建议终止妊娠，以保护母亲的健康和避免对胎儿造成不利影响。终止妊娠的时间通常在怀孕3个月内。然而，在一些情况下，妊娠可以继续，例如单纯肺结核、妊娠反应轻微、没有严重的合并症和并发症、高龄初产妇且无子女、需要剖宫产手术的患者。总之，妊娠结核病的治疗需要综合考虑母婴的健康和安全。

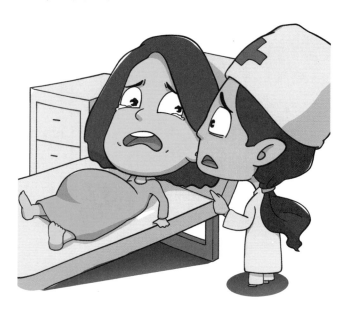

12.妊娠结核病患者可以选择哪些药物治疗？

妊娠期间治疗结核病要特别小心，因为药物可能会影响到妈妈和宝宝的健康。选药时要根据药敏实验结果，确保药物有效且安全。异烟肼、乙胺丁醇和吡嗪酰胺是被认为对孕妇和胎儿相对安全的药物。异烟肼虽能通过胎盘，但毒性小，未发现其会导致胎儿畸形。乙胺丁醇和吡嗪酰胺同样在控制结核病方面有效，对胎儿没有明显副作用。然而，有些药物在妊娠期要避免使用。利福霉素类，尤其是利福平，可能存在肝毒性和致畸风险，特别是在怀孕早期。

异烟胺类药物，如丙硫异烟胺，在动物实验中显示有致畸作用，也可能引起消化系统不良反应和肝损害。氟喹诺酮类，如左氧氟沙星，可能抑制软骨发育，导致关节问题，应避免使用。氨基糖苷类在妊娠期也属于禁忌。总之，妊娠结核病治疗要在医生指导下进行，选用安全药物，并避免可能对胎儿造成伤害的药物。

13. 哺乳期妈妈如果得了肺结核还能够正常哺乳吗？

哺乳期是妈妈和宝宝亲密无间的宝贵时光，但若此时妈妈被诊断出肺结核，哺乳的安全性便成了一个重要议题。研究显示，某些抗结核药物，如异烟肼和利福平，在乳汁中虽然存在一定的浓度，但通常低于治疗所需剂量。例如，服用异烟肼300毫升后，乳汁中的峰浓度大约为16.6毫克/升，而婴儿通过母乳摄入的量仅占治疗量的一小部分。然而，如果母亲处于肺结核的传染期，特别是在强化治疗阶段，则最好暂停母乳喂养以避免传染给宝宝。此外，某些药物如氟喹诺酮类，因可能抑制婴儿软骨发育，属于哺乳期禁忌。在这种情况下，最重要的是遵循医生的建议。如果医生认为哺乳不会对宝宝构成风险，并且母亲已经完成了隔离期，那么哺乳可以继续。但如果母亲正在接受可能影响宝宝健康的药物治疗，或者存在传染风险，则应考虑使用配方奶粉替代母乳喂养。同时，母亲也应积极配合治疗，保持良好的生活习惯，以促进自身康复并保护宝宝的健康。

14. 为什么感染了HIV的人更容易得结核病？这种情况常见吗？

感染人类免疫缺陷病毒（HIV）的人，他们的免疫系统，守卫身体的强大军队被削弱了，特别是那些叫作CD4$^+$T细胞的士兵，它们是抵抗结核菌的主力，HIV病毒攻击这些细胞，让身体的防御力下降，结核菌就更容易入侵和捣乱。而且，HIV感染还会引起慢性免疫激活，这就好比让免疫系统始终处于一种紧张状态，长期下来，免疫系统的功能就会出问题，抵抗结核菌的能力也就更差了。更糟糕的是，HIV和结核菌往往喜欢"狼狈为奸"，它们相互促进，促使疾病发展更快，病情更重。很多HIV感染者可能身体里已经有潜伏的结核菌，只是还没发病。一旦免疫系统被HIV病毒削弱，这些潜伏的结核菌就可能被激活，导致真正的结核病。据世界卫生组织的数据，感染HIV的人得结核病的风险比一般人高很多，结核病也是导致HIV感染者死亡的主要原因之一。所以，对HIV感染者进行结核病的筛查和预防性治疗非常重要，这样可以减少他们得结核病的风险，帮助他们保持健康。

15. 结核病合并艾滋病，治疗的注意事项是什么？

当结核病和艾滋病这对"坏搭档"凑一块时，治疗就得特别留心了。首先，得用异烟肼、利福平（或者利福布汀）、乙胺丁醇和吡嗪酰胺做两个月的强化治疗，再换成异烟肼和利福平（或者利福布汀）继续四个月的巩固治疗。治疗结核的同时，得尽快加上抗艾滋病的药，最好是开始结核治疗两周内就加上。这两种病一起出现，药物之间可能会互相打架，影响效果，所以得密切注意药物相互作用。利福霉素类药物首选利福布汀。利福布汀的优势在于它与抗病毒药物的相互作用较小。另外，要定期检查结核菌对药物的敏感性，如果治疗四个月后，结核菌还没被消灭干净，就得重新检查，看看是不是对药物有耐药性。如果真有耐药性，还得检测它对其他药物的反应。

16.什么是免疫重建综合征？结核病合并艾滋病治疗中的免疫重建综合征怎么治疗？

当HIV感染者开始接受抗逆转录病毒治疗（ART）时，他们的免疫系统可能会迅速反弹，对结核分枝杆菌产生过激反应，这就是所谓的免疫重建综合征（IRIS）。这种情况可能会让结核病的症状看起来更糟，比如发热和原有症状加重，但通常只是暂时的。治疗IRIS，医生会密切观察患者，如果症状加重了，可能会用一些抗炎药物来缓解。在某些情况下，可能还会用到糖皮质激素来减轻免疫系统的过度反应。如果问题是由抗结核药物引起的，医生可能会调整药物方案。重要的是，即使患者出现IRIS，通常也不会停用ART，因为我们需要保持对HIV的控制。此外，医生还会确保患者没有其他感染，并提供必要的营养支持。IRIS是免疫系统在恢复过程中的一种常见反应，通过适当的管理和治疗，大多数患者都能顺利度过这个阶段。

17. 糖尿病患者是不是更容易得结核病？该怎么预防？

糖尿病患者确实容易招惹结核病，因为他们血糖高，免疫系统也打了折扣，这给结核菌提供了一个舒适的家和充足的食物。要想预防结核病，糖尿病患者得做好几件事：首先，要把血糖控制在正常范围内，听医生的话，按时吃药，合理饮食，适量运动；其次，要吃好，多吃富含维生素和蛋白质的食物，控制淀粉类食物的摄入量，少吃油炸和垃圾食品；另外，要锻炼身体，增强免疫力，但运动别太剧烈；还要避免接触结核病患者，人多的地方尽量少去，保持个人卫生，勤洗手，家里要经常通风；如果出现咳嗽、咳痰等症状，不要拖，赶紧找医生看看；最后，定期体检很重要，如果发现结核菌潜伏感染，及时就医，可能需要吃预防性的药物。糖尿病患者只要做好这些，就能大大降低得结核病的风险。

18. 糖尿病合并结核病，二者会互相影响吗？

糖尿病和结核病确实是一对难缠的"坏搭档"。糖尿病患者血糖高，这不仅削弱了他们的免疫力，让结核分枝杆菌更容易入侵，还为这些病菌提供了一个舒适的生长环境。这样一来，结核病可能发展得更快，病情也更严重，甚至增加传播风险，让治疗变得更加棘手。反过来，抗结核药物也可能影响血糖，让糖尿病患者的血糖控制更加困难。这两种病一起发作，还可能引发一系列并发症，比如心脏病、肾损伤、视力问题和神经损害，这些都严重威胁患者的健康和生活质量。长期应对这两种慢性病，患者可能会面临巨大的心理压力，担心疾病、治疗疲劳和经济负担都可能影响他们遵循治疗方案的意愿和康复的进程。简单来说，糖尿病和结核病相互影响，使得治疗更加复杂，患者需要和医生共同努力，密切配合，才能有效控制病情，改善生活质量。

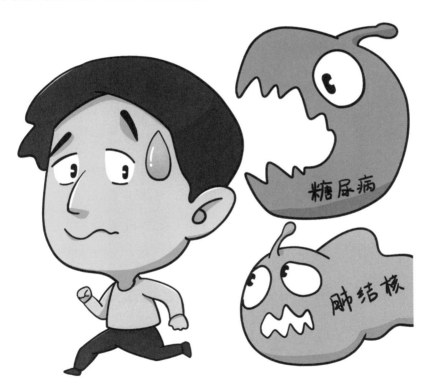

19.糖尿病合并结核病患者血糖控制在什么水平合适呢？

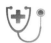 当糖尿病和结核病这对"不良组合"出现时，控制血糖就显得尤为重要。对于大多数成年的 2 型糖尿病患者，目标是将糖化血红蛋白（HbA1c）保持在 7% 以下，这有助于减少糖尿病并发症的风险。具体到每天的血糖水平，空腹血糖最好在 4.4 到 7.0 毫摩尔/升，非空腹血糖则应控制在 10 毫摩尔/升以下。但对于一些特殊情况的患者，比如年纪较大、有过严重低血糖经历、预期寿命较短或已有显著血管并发症的人，血糖控制目标可能会宽松一些。例如，HbA1c 可以控制在 8% 以下，空腹血糖在 7.8 到 10 毫摩尔/升，非空腹血糖则在 13.9 毫摩尔/升以下。这些目标不是一成不变的，需要根据患者的具体情况来调整。医生会根据患者的年龄、病情、并发症等因素制订个性化的血糖控制计划，并在治疗过程中进行密切监测和调整。

20.糖尿病患者如果同时患上结核病，是否必须使用胰岛素来治疗？

糖尿病患者遇上结核病，治疗方式并非一刀切。是否用胰岛素，得看具体情况。重症糖尿病患者或结核症状严重的患者，胰岛素可能是首选，因为它能迅速稳定血糖。轻症患者，可能只需调整饮食加上口服降糖药，目标是将血糖控制在一个合适的范围内。治疗计划要个性化，考虑年龄、其他疾病等因素。同时，要注意抗结核药和降糖药可能相互作用，医生会根据患者的具体情况用药，治疗中密切监控血糖和药物反应，适时调整。营养也很重要，合理的饮食计划有助于控制病情。总之，不是所有患者都需要胰岛素，治疗方案因人而异。

21. 肺结核合并糖尿病患者怎样合理膳食？

在肺结核和糖尿病的双重夹击下，合理膳食尤为重要。患者要保证饮食多样化，涵盖谷薯、果蔬、肉类、豆制品和坚果，同时注意油盐适量。糖尿病患者得管住嘴，控制总热量摄入，保持或逐渐达到理想体重。挑选低血糖生成指数（GI）的食物，比如全谷物和豆类，有助于平稳血糖。选择高蛋白食品的同时，得避免高脂高胆固醇的食物。尽量少碰甜品和含糖饮料，它们会让血糖飙升。多吃富含膳食纤维的食物，它们不仅能帮助控制血糖，还能维护肠道

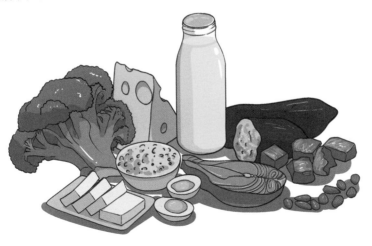

健康。饮食宜清淡，少油少盐，远离油炸和高脂肪食品，减少心血管疾病风险。规律饮食，有助于血糖稳定，避免饥一顿饱一顿。定期监测血糖，根据结果调整饮食，制订个性化的饮食计划。

22.糖尿病合并结核病患者，应该增加活动量还是以休息为主？

对于糖尿病合并结核病患者来说，活动量的安排需要谨慎，要根据个人的病情和体能状况来定。在医生的指导下，患者可以适度活动，但要避免过度劳累，如果结核病症状明显，如持续咯血，应先休息。体力较弱的患者适合从事低强度活动，如慢走或瑜伽。重要的是，患者开始任何运动前，一定要先咨询医生，确保活动量适合自己的健康状况；运动时要注意身体反应，如果出现过度疲劳、呼吸困难或胸痛等症状，应立即停止运动并寻求医疗帮助；运动可以从短时间开始，比如5到10分钟，然后根据身体感觉逐步增加。使用胰岛素或降糖药的患者进行运动要特别注意避开药物作用高峰时段，以防血糖过低，运动时携带一些快速升糖食品，如糖果或饼干，以备不时之需。

23.为什么精神疾病患者更易感染结核病？

精神疾病患者容易成为结核病针对的目标，主要是因为他们的身体抵抗力可能比较弱。像精神分裂症这样的疾病可能会让免疫系统变得不那么给力，就像是身体的防护墙出现了裂缝，结核菌就容易乘虚而入。而且，这些患者可能感觉不到自己生病了，或者他们的症状可能被误认为其他小病，比如感冒，这样就容易错过早期发现和治疗的机会。另外，经济困难或缺乏家庭支持，可能让他们得不到及时的医疗照顾，这也增加了他们患病的风险。还有，如果他们不能照顾好自己的日常生活和卫生，也可能让身体更容易受到病菌的侵袭。所以，我们需要给这些患者更多的关心和帮助，确保他们能够及时得到正确的诊断和治疗，让他们的生活更加安全和健康。

24. 抗结核药物和抗精神病药物可以同时服用吗？

　　抗结核药物与抗精神病药物能否同时服用，需根据具体药物特性和患者状况来定。抗结核药物异烟肼，可能会诱发精神分裂症和癫痫发作，使用时需权衡利弊。某些抗结核药物可能与抗精神病药物发生相互作用，这可能改变药物在血液中的浓度，影响疗效或增加不良反应的风险。两者都可能引起神经系统的不良反应，如焦虑、抑郁、头痛、头晕等，合用时这些症状可能加剧。在合用这两类药物时，医生需密切监测患者的神经、精神症状和药物不良反应，必要时调整药物剂量或更换治疗方案。医生会综合考虑患者的药物敏感性、肝肾功能、既往病史等因素，制订个性化的治疗方案，确保治疗既安全又有效。患者应遵循医生的指导，并定期进行必要的检查和评估，以确保治疗的适宜性和安全性。

25.结核病患者更容易感染新冠病毒吗？

结核病是由结核分枝杆菌引起的，而新冠病毒感染是由SARS-CoV-2病毒引起的。虽然目前没有确凿的证据表明结核病患者更容易感染新冠病毒，但结核病患者的肺部可能已经有损伤，比如出现纤维化或空洞，这使得他们肺部的防御力下降。如果结核病患者再感染新冠病毒，原本就不那么强壮的肺可能就会受到更大的打击，导致症状更加严重。所以，结核病患者需要特别注意预防措施，保持警惕，一旦有情况就要立刻就医。简而言之，结核病患者可能因为肺部已经受损，在面对新冠病毒时需要更加小心谨慎。

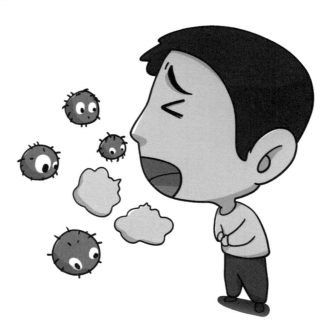

26. 确诊硅肺病已经一年，现有胸闷胸痛的症状，活动后明显，是不是得了结核病？

　　硅肺病是由长期吸入含有二氧化硅的粉尘引起的，会让肺部组织逐渐变硬，出现纤维化，严重时会有咳嗽、呼吸困难等症状。患者感到胸闷胸痛，特别是在活动后，这可能是硅肺病加重的信号。这种情况下，最好尽快去医院做胸部CT和肺功能检查，看看肺部情况有没有变化。另外，因为矽肺病患者比较容易合并肺结核，所以也得留心结核病的可能。如果检查结果看起来有点像结核病，医生可能会建议做结核菌素皮肤试验或γ干扰素释放试验，还有痰液检查，来确定是否真的是结核菌在作祟。如果确诊了结核病，结核科的医生会根据患者的具体情况，制订合适的治疗方案。

27. 肺结核合并肺癌怎么办？

　　肺结核和肺癌同时出现，对患者来说是一个巨大的挑战。肺结核是由结核分枝杆菌引起的，而肺癌则是肺部细胞失去控制地增长。这两种疾病混在一起，症状会更加复杂，比如咳嗽、咳痰、胸痛、呼吸困难，甚至咯血。患者还可能会体重下降、食欲减退。治疗这种棘手的组合，医生需要综合考虑很多因素，比如疾病的严重程度和患者的整体健康状况。通常，治疗会包括用抗结核药物来对付结核分枝杆菌，同时可能需要手术、放疗、化疗或靶向治疗等方法来应对肺癌。但因为这两种疾病可能会相互影响，治疗过程会更加艰难。患者需要严格遵守医生的治疗方案，并且保持良好的生活习惯和积极的心态，这样可以帮助提高治疗效果，尽可能地改善生活质量。简而言之，医生的细心治疗和患者的积极配合相结合，才能更好地应对肺结核合并肺癌这一双重挑战。

28. 结核病合并肝脏疾病，治疗时应注意哪些事项？

面对结核病和肝脏疾病的双重挑战，治疗就得更加小心翼翼。首先，要选那些对肝脏影响较小的抗结核药物，特别是对于已经有慢性肝脏疾病的患者，药物剂量可能需要调整，以减少对肝脏的负担。定期监测肝功能有助于早期发现药物可能引起的肝脏问题。对于有特定肝脏风险因素的患者，比如慢性肝炎或肝硬化，可能需要提前采取预防性保肝措施，同时要注意抗结核药物和其他药物之间可能存在的相互作用，避免使用可能加重肝脏损伤的药物。治疗方案要个性化，考虑到患者的肝脏状况、结核病的活跃程度、年龄和整体健康状况。营养支持也很重要，良好的营养状态有助于提高患者对治疗的耐受性。避免使用其他可能导致肝损伤的药物，比如某些抗真菌药或甲氨蝶呤等。在使用抗结核药物期间，尤其是对于有肝脏基础疾病的患者，医生会密切关注患者的反应和实验室指标，确保治疗既安全又有效。

29. 肝功能不全患者合并结核病，难以组成有效抗结核方案时怎么办？

当患者肝脏功能受损，同时身体里还有结核病菌作乱，制订个性化的治疗方案是关键。首先得弄清楚肝脏的情况，通过验血和给肝脏拍照（比如B超或CT）来检查。患者如果肝脏负担重，可能得减轻它的工作量，比如少吃些伤肝的药物，或者换些对肝脏友好的药物。同时，对症治疗肝功能不全可能引起的其他问题，比如黄疸或腹水，可以用些保肝药物帮它恢复元气，或者用利尿剂减轻腹水的症状。治疗过程中，患者要在医生的指导下密切监视肝脏的一举一动，随时调整治疗计划，必要时可能采用更有效的措施，比如肝移植。

30. 结核病合并肾功能不全时如何应对？

如果治疗结核时突然出现肾功能问题，可能是药物反应或其他原因，这时得先停下结核药，找出问题根源：如果问题不是药物引起的，治好原因，等肾功能恢复了再继续治结核；如果是药物问题，就得在医生指导下调整方案。对于慢性肾功能不全合并结核病的情况，治疗要同时考虑两个疾病。如果是轻度肾功能不全，结核治疗方案可能不用变，只要定期检查肾功能。对于中重度肾功能不全患者就得选对肾脏影响小的药物，调整用药剂量和频率。如果是透析患者，因为透析可能会降低药物浓度，可能需要透析后服药。在饮食上，结核病患者需要高蛋白、高热量，但肾功能不全患者就得低盐、低蛋白，所以得找到平衡点。建议患者选择含优质低蛋白、适量维生素和矿物质的食物，比如牛奶、鸡蛋、水果、蔬菜及适量的鱼虾、瘦肉和主食。生活上要有规律，戒烟酒，避免受凉、潮湿和过劳，预防感冒。

31. 患有风湿免疫系统疾病，需要使用生物制剂或者激素治疗，是否要做结核菌感染筛查？

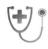

风湿免疫系统疾病，比如风湿性关节炎或系统性红斑狼疮，是一种免疫系统的紊乱。在中国，大约四分之一的这类患者可能存在结核的潜伏感染。由于生物制剂和激素治疗会削弱患者的免疫力，这可能让原本潜伏的结核病菌变得活跃，增加发病风险。事实上，患者使用这些药物后，结核病的发病风险可能增加2到30倍。因此，在使用这些药物之前，进行结核病的筛查是非常重要的。常用的筛查方法包括结核菌素皮肤试验和γ干扰素释放试验（IGRA）。在条件允许的情况下，血液检测的IGRA是首选。如果筛查结果呈阳性，并且胸部CT检查排除

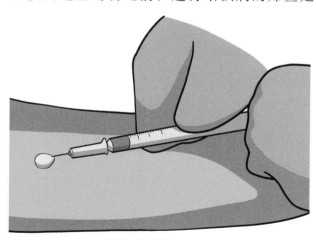

了活动性结核病，医生通常建议患者进行至少一个月的预防性抗结核治疗，然后再开始针对结缔组织病的免疫治疗。

32.同时患有免疫系统疾病和结核病，能否同时使用免疫抑制剂和抗结核药物？它们之间有何相互作用？

　　免疫抑制剂和抗结核药物虽为治疗各自病症的利器，但它们之间可能存在相互作用。免疫抑制剂通过降低免疫系统的活性，减轻自身免疫疾病对身体的损害，却可能削弱对结核分枝杆菌的防御，增加感染风险。而抗结核药物在杀灭结核分枝杆菌的过程中，也可能影响免疫抑制剂的效果，甚至引起不良反应。医生在制订治疗方案时，会权衡两类药物的相互作用，可能需要调整剂量或选择替代药物。例如，某些免疫抑制剂可能提高抗结核药物的血药浓度，增加毒性风险，因此患者使用时需要密切监测血药水平。同时，医生会关注患者的免疫状态，确保治疗既有效又安全。根据专家共识，免疫功能低下的患者在使用免疫调节剂时，需特别注意药物相互作用和免疫状况。患者应遵循医嘱，定期检查，确保治疗的安全性和有效性。

33.结核病患者合并慢性阻塞性肺病有哪些特点？

　　结核病和慢性阻塞性肺病（COPD），这两种慢性呼吸系统疾病的共存，不仅增加了治疗的难度，也给患者的生活质量带来了双重挑战。特别是在吸烟率高和结核病流行的地区，这种共病现象更为常见。当结核病患者同时患有COPD时，症状会更加严重，包括持续的咳嗽、咳痰和呼吸困难，甚至可能发展为慢性呼吸衰竭。COPD患者本身容易因感染等因素导致急性加重，而结核病的感染无疑会加剧这种风险，使得急性加重发作更为频繁。治疗上，抗结核药物和COPD药物之间可能存在相互作用。例如，利福平作为肝酶诱导剂，可能会加速某些COPD药物的代谢，从而降低其疗效。此外，合并用药还可能增加药物副作用的风险，如抗结核药物可能引起肝损伤，而长期使用COPD药物（如类固醇）也可能带来副作用。面对这些挑战，共病患者需要通过定期监测和评估、综合药物治疗、健康生活方式、预防感染等综合管理策略，来有效提升生活质量，降低病情加重的风险，并提高治疗效果，改善预后。

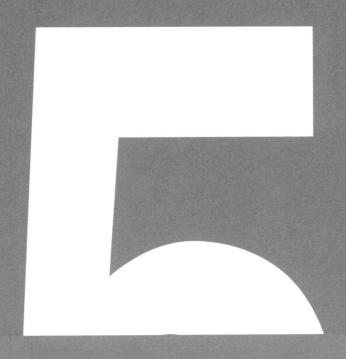

第五篇　耐药结核病

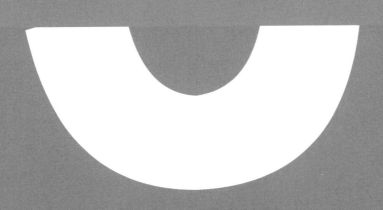

1.什么是耐药结核病?

　　耐药结核病就像是结核菌界的"超级细菌",它们对一些常见的抗结核药物产生了抵抗力。耐药结核病有几种类型:单耐药、多耐药、耐多药和广泛耐药。特别要指出的是,利福平是治疗肺结核的常用药物,如果结核菌对它产生了耐药性,这种结核病就叫利福平耐药结核病(RR-TB)。而耐多药结核病(MDR-TB)则是指结核菌至少对两种主要的一线药物异烟肼和利福平都不再敏感。根据2023年的数据,全球新发的结核病患者高达1 080万,而MDR/RR-TB耐药的结核病患者就有40万,占到了3.7%。中国作为全球耐药结核病的重灾区,患者数量在全球中占有不小的比例。这一数据提醒我们,抗击耐药结核病的任务仍然十分艰巨,我们需要持续关注和努力。

2.得了结核病,为什么要做耐药筛查?

　　结核病的控制是一场艰难的战斗,而耐药筛查就像是这场战斗中的侦察兵,帮助我们发现隐藏的敌人。治疗结核病,需要用到一系列抗结核药物,它们就像是精确制导的导弹,针对细菌的不同靶点进行攻击。但是,耐药菌株通过改变自己的结构,能让这些"导弹"找不到目标,使药物失去作用。耐药结核与普通结核的治疗方案截然不同,因此,及时筛查对于制订正确的治疗计划至关重要。进行耐药筛查有助于避免使用无效的药物，减少耐药性的进一步发展；有助于及时调整治疗方案，提高治疗效果，减少耐药结核病的传播；有助于减轻患者的经济负担，避免因耐药而导致的长期治疗和高昂费用。特别是复治失败、初治失败、复发患者，以及治疗3个月痰涂片仍阳性的患者，更要进一步筛查耐药性。通过耐药筛查，医生可以为患者提供个性化的治疗方案，有效控制病情，防止耐药菌株的进一步传播，保障公共卫生安全。

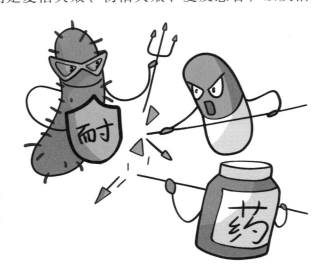

3. 耐药结核病和普通结核病有哪些主要区别?

　　耐药结核病与普通结核病在治疗上存在显著差异。首先，治疗难度和时间不同。普通肺结核患者通过6~8个月的规范治疗，大多数能够痊愈；而耐药肺结核患者则需18~24个月的治疗，且治愈率大约只有63%。其次，治疗药物也有所不同。普通肺结核通常使用一线抗结核药物，如异烟肼和利福平，这些药物副作用较少，患者较易耐受。相比之下，耐药肺结核需要使用副作用较多、患者耐受性较差的二线药物，例如贝达喹啉和利奈唑胺。最后，治疗成本也有显著差异。普通肺结核的治疗费用相对较低，且有免费药物供应；而耐药肺结核的治疗费用则可能高达数万，若有其他并发症，费用将更加昂贵。总之，耐药结核病的治疗更为复杂、成本更高，且治愈难度更大。

4.为什么会患上耐药结核病？

首先，如果化疗方案设计不合理，比如药物搭配不当、剂量不足、服药方法有误或疗程不充分，都可能让结核菌产生耐药性。其次，治疗管理问题也不容忽视。如果患者不能按时服药或就诊，或者因为经济原因导致用药中断，都可能给耐药性的发展提供机会。此外，如果抗结核药物供应不足、种类不全或质量不佳，也会让治疗效果大打折扣。再者，药物不良反应也是一个重要因素。如果患者对某些药物反应强烈，难以忍受，可能就无法坚持治疗，从而使结核菌有机可乘。此外，原发耐药也是一个原因。有些患者可能在从未接受过抗结核治疗的情况下，就不幸感染了耐药菌株。最后，患者自身的一些因素，如免疫系统状态、年龄、营养状况以及是否患有其他慢性疾病等，也会对治疗效果和耐药性的发展产生影响。总之，耐药结核病的发生是一个复杂的过程，可能是多种因素共同作用的结果。

5.如何有效预防耐药肺结核的发生？

耐药肺结核虽然让人闻之色变，有"会传染的癌症"之称，但通过几个关键步骤，我们可以大大减少它的发生风险。首先，早发现和早治疗是预防耐药肺结核的基石。患者一旦出现咳嗽、咳痰等症状，应立即就医，配合医生进行必要的检查。确诊后，患者要及时进行耐药性筛查，如果确诊为耐药肺结核，不必惊慌，医生会制订个性化的治疗方案，确保尽早开始治疗。其次，规范治疗和坚持完成疗程至关重要。无论是普通还是耐药肺结核，患者都应在医生的指导下，严格遵循治疗方案，不要擅自更改药物或中断治疗，以免加剧耐药问题。第三，避免接触耐药结核病患者。公众应尽量减少与肺结核患者的接触，特别是确诊的耐药肺结核患者，以降低感染风险。同时，保持良好的个人卫生习惯，如勤洗手、保持室内通风，以及加强体育锻炼，提高身体抵抗力。

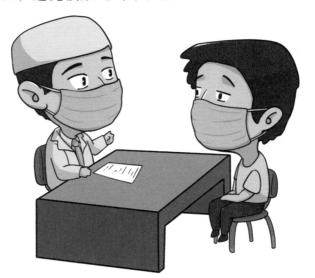

6.患有耐药结核病，还能去公共场所吗？

　　耐药结核病患者是否能够去公共场所，需要根据病情而定。耐药肺外结核患者由于不具备传染性，是可以去公共场所的。然而，耐药肺结核患者由于具有传染性，应尽量减少前往人群密集的场所，避免参加聚会和在密闭环境中工作，以降低传播风险。如果确需外出，耐药肺结核患者应佩戴口罩，尤其是在咳嗽或打喷嚏时，要遮掩口鼻，避免直接传播。此外，患者不应随地吐痰，而应将痰液吐在消毒过的容器内。在具有传染性期间，耐药肺结核患者宜居家休养，并尽可能使用单独的卧室，保持室内光线充足和空气流通。每天至少开窗通风三次，每次不少于半小时，以减少室内病菌的浓度。耐药肺结核患者的家属或密切接触者，可以在医生指导下，在社区卫生服务中心进行症状筛查和影像学筛查，以早期发现可能的感染。最重要的是，耐药肺结核患者应严格遵循医生的治疗方案和疗程。一旦医生诊断治愈，患者将不再具有传染性，届时便可以安心地前往公共场所。

7. 家里有人得了耐药结核病，其他人该怎么预防？

首先，患者本人要接受规范化的治疗，这是防止病菌传播给家人的关键。治疗要早期开始，规律用药，全程坚持，剂量要适中，多种药物联合使用。其次，患者在治疗期间应尽量减少与家人接触。如果条件允许，可以选择住院治疗，在家时也要进行隔离。就像普通结核病一样，耐药结核病也主要通过飞沫传播。患者和家人在一起时，记得要戴口罩。如果患者病情严重，自己戴不了口罩，那照顾患者的家人就要戴 N95 口罩。患者最好住单独的房间，保持房间通风，衣物被褥要经常晒晒太阳。患者的痰要吐在专门的带盖杯子里，然后用 84 消毒液浸泡 2~3 个小时后再处理掉。最后，家人自己也要注意增强身体抵抗力，多运动，饮食要均衡，休息要充足。

8. 怎么诊断耐药结核病？

诊断耐药结核病，关键在于找出患者对哪些抗结核药物不再敏感。这需要通过药敏检测来完成。药敏检测主要有两种方式。

①传统表型药敏检测。这是一种经典方法，可以检测出患者对一线和二线抗结核药物的耐药情况。这种方法成本相对较低，但需要较长时间，1到2个月才能出结果。

②分子生物学药敏检测技术。这是一种新型的快速检测技术，能在48小时内快速检测出患者是否对常用的抗结核药物如利福平、异烟肼等产生耐药。这对于早期诊断耐多药结核病（MDR-TB）非常有帮助。尽管基层医院可能主要使用传统的药敏检测，但随着技术的发展，越来越多的医疗机构开始采用分子生物学检测技术，以缩短诊断时间，加快治疗决策。

9. 耐药结核病能治愈吗？

治愈耐药结核病需要考虑耐药类型、治疗方案、患者的健康状况和治疗依从性等多个因素。结核病分为利福平敏感结核病和利福平耐药结核病。利福平敏感结核病的疗程通常为6个月，而利福平耐药结核病的治疗则需要使用二线抗结核药品，其短程治疗方案为 6~9 个月，长程治疗方案可能要 18~20 个月。耐药结核病的治疗成本较高，治愈率相对较低，全球范围内约为 60%。然而，随着新药物的研发和应用，部分耐药患者的治愈率高达 90%。耐药结核病的治疗是一场持久战，患者需要严格遵循医嘱，积极配合治疗，保持治疗的连续性和规律性，以提高治愈的机会。

10. 得了耐药结核病，为什么一定要去省、市级结核病定点医院？

　　得了耐药结核病，并不是所有医院都能提供治疗。首先，治疗结核病得遵循一套严格的规范，而这些规范在省、市级结核病定点医院里能得到更好的执行。综合性医院可能在管理和人员配备上达不到这个要求。定点医院能提供及时的诊断、规范的治疗和全程的服药管理，这样能降低治疗失败和耐药的风险。耐药结核病治疗起来更复杂，需要用到二线药物，这些药物副作用大，治疗中断和失败的风险也高。这就要求医生具备丰富的经验和知识。而综合医院在处理耐药结核病上可能经验不足。再者，耐药结核病的传染期长，治疗初期如果不小心，患者很容易把病菌传给别人，对社会是个大威胁。而且，治疗耐药结核病的成本很高，需要有经验的医生来制订既有效又经济的治疗方案。最后，耐药结核病治疗周期长，需要定期复查。省、市级定点医院有专门的耐药结核病门诊，有经验丰富的医生负责，能准确评估病情，及时处理问题。总之，患者去省、市级结核病定点医院治疗耐药结核病，能获得更规范、更专业的服务。

11. 年纪大了，患上耐药结核病还需要治疗吗？

 当然需要治疗。老年人是结核病的高风险群体，尤其在中国这样的结核病高负担国家。随着人口老龄化的加剧，老年人肺结核的发病率是非老年群体的2.4到2.9倍，他们患病后病程长，症状不明显，并发症多，疗效和耐受性都较差，是我国结核病防治的重点和难点。老年耐药结核病患者可能因行动不便、经济困难等原因，更容易因药物不良反应导致治疗中断，影响疗效，加剧耐药问题。长期慢性排菌不仅对患者自身健康造成严重损害，也对社会构成潜在威胁。因此，对于老年耐药结核病患者，及时诊断和规范治疗至关重要。这不仅能改善他们的生活质量，减少并发症，还能有效控制传染源，降低对社会的危害。我们应给予老年患者更多的关注和支持，确保他们得到适当的医疗照护。

耐药结核病　第五篇

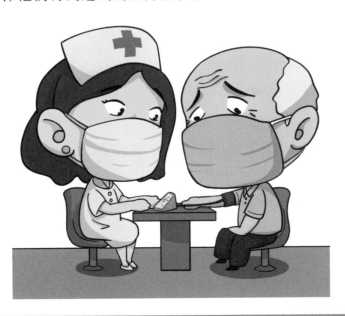

12.耐药结核病疗程为何那么久？有必要吗？

耐药结核病的治疗时间确实比较长，这主要是因为结核菌有几种不同的"生活状态"，它们有的在跑步，有的在散步，还有的在睡觉，甚至有的在冬眠。开始治疗时，那些活跃的结核菌很快就被药物"打倒"了，患者感觉好多了。但如果这时候停药，那些还在"散步"或"睡觉"的结核菌就会醒来，开始繁殖，病情就会反复。所以，长疗程的目的就是在这些"懒虫"醒来之前，用药物把它们一网打尽。虽然耐药结核治疗时间长、副作用多、花费大，可能会让人觉得难以坚持，但这是为了彻底清除病菌，防止它们变得更强大、更难对付。如果患者不按医生的建议完成疗程，不仅病情可能反复，还可能产生更多耐药的结核菌，让治疗变得更加困难，而且如果把病菌传给别人，他们也可能会得上难治的耐药结核病。简单来说，耐药结核病的长疗程虽然不容易坚持，但它是确保我们能够彻底打败病菌、防止它们传播的重要手段。

13.治疗耐药结核病的药物副作用大吗？治疗期间出现了副作用该怎么办？

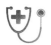

当我们面对耐药结核病时，治疗过程可能会比较艰难，因为需要使用的二线药物副作用往往较大。但别担心，我们一起来了解

这些药物可能带来的副作用，以及如何应对它们。

①肝毒性：有些药物可能让肝脏感到压力，表现为黄疸或血液中的某些酶升高。

②胃肠反应：可能会引起食欲不振、恶心、呕吐或腹泻。

③肾功能损害：某些药物可能对肾脏不太友好。

④听力问题：耳鸣、听力下降或眩晕。

⑤末梢神经炎：手脚可能会感到麻木或刺痛。

⑥精神神经症状：可能会感到头晕、嗜睡或情绪波动。

⑦皮肤改变：皮肤可能出现色素沉着或改变。

除了这些常见副作用，还有一些不常见的反应，比如过敏反应、关节痛、血液系统问题、电解质紊乱，甚至心脏问题等。

如果患者在治疗期间遇到这些副作用，记得及时告诉医生，医生会根据具体情况调整治疗方案。不要自行停药或改变剂量，这可能会影响到治疗效果。总之，虽然耐药结核病的治疗可能会伴随一些副作用，但只要我们及时发现并妥善处理，就能够安全有效地战胜疾病。

14. 耐药结核病治疗期间，为什么要定期复查？复查时需要做哪些项目？

耐药结核病治疗是"长跑"，一般持续半年到两年。有些患者可能开始时挺积极，病情一好转就松懈了，甚至不复查。但这是不对的，定期复查特别重要。如果治疗有效，医生就会鼓励患者继续好好吃药；如果效果不好，就得找原因或者换方案。复查还能及时发现药物的副作用，从而及时处理。复查时需要做痰涂片和痰培养，简单方便，准确性高。如果痰里查出结核菌，医生会分析原因，必要时换方案。影像学检查也非常重要，X线或CT，每3~6个月查一次，看病灶有没有吸收缩小，医生可据此调整治疗方案。CT比X线更清楚，能发现隐蔽的小病灶。此外，血常规、肝肾功能检查也是每月一次，确保药物没有对身体造成太大伤害。总之，耐药结核病治疗期间的每月复查，是监控病情、评估治疗效果、及时调整方案和发现副作用的重要手段。

❓ 15. 耐药结核病治疗结束后，怎么判断自己是不是已经好了？

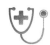

耐药结核病的治疗时间比较长，但治疗结束后，有办法知道病是不是好了。一般来说，普通结核病治疗要6到12个月，耐药的则更长，传统上要一年半到两年。现在有新药，疗程可能短到9个月，甚至6个月。判断病好没好，得看几个方面：首先，药得按医生说的吃够时间；然后，医生会用胸片或CT看看肺部病灶有没有好转；最后，要看痰里还有没有结核菌，连续3次痰检，每次至少隔28天。如果疗程完成了，肺部病灶好了，痰检也连续3次阴性，那就是治愈了。如果疗程完成了，并且无证据显示治疗失败，但强化期结束后没有达到连续3次或以上痰培养阴性，那也算完成治疗。无论是哪种，都说明病好了。

16. 耐药结核病治愈后会复发吗？

　　和普通肺结核相比，耐药肺结核治疗周期相对长一些，治疗难度也大一些。但耐药性肺结核通过规范的结核病治疗，治愈后复发率并不高。复发可能有以下几个原因：如果治疗没坚持到底，或者没完全按医生的方案来，病菌可能没被彻底消灭；如果病菌对药物有很强的耐药性，即使治疗了，也可能卷土重来；如果用药方案不够强或者药物搭配得不合理，治疗效果可能就不好；如果患者吃药不规律，该病复发的风险也会增加；患者身体弱、免疫力差，或者生活条件差，营养跟不上，也可能让病菌更容易复发；治疗结束后，如果不定期复查，复发了可能也不知道。简单来说，患者要想避免耐药结核病复发，就得严格按医生的治疗方案来，好好吃药，保持身体健康，生活条件好，营养充足，并且治疗后要定期复查。

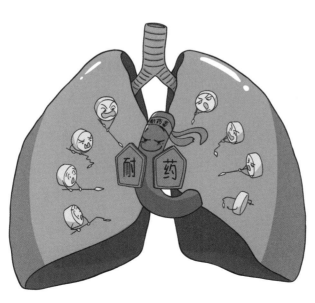

17. 得了耐药结核病，可以跟家人一起吃饭吗？

耐药结核病患者能否与家人共餐，关键在于其是否具有传染性。如果耐药结核病患者已经规范治疗6~8个月，并且连续5个月痰液中的结核菌培养都是阴性，那么他们基本上就不再具有传染性，可以安心与家人共餐。然而，在治疗初期或痰菌还未转阴的情况下，耐药肺结核患者具有较强的传染性。这时候，通过近距离的谈话、咳嗽、打喷嚏或大声说话，患者可能会将带有结核分枝杆菌的飞沫散播到空气中，这些飞沫可以在空气中停留数小时，增加了家人吸入并感染结核菌的风险。此外，耐药结核病患者使用过的餐具和残留食物也可能成为结核菌的传播媒介。如果家人使用了这些被污染的餐具或食用了患者的残留食物，也有可能感染结核菌。

18. 得了耐药结核病，饮食上该注意些什么呢？

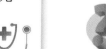

耐药结核病患者除了规律治疗，吃什么也很关键。首先得吃得均衡，蛋白质、碳水化合物、脂肪、维生素、矿物质一样都不能少。鸡肉、鱼肉、蛋类、豆类、蔬菜水果，这些都是有营养的好选择。蛋白质尤其重要，帮助身体修复，增强免疫力。瘦肉、鱼、奶制品、豆制品，这些高蛋白食物要多吃。其次，维生素和矿物质也不可或缺，特别是维生素A、维生素C、维生素E，还有锌、铁、新鲜水果蔬菜、坚果、全谷物里含量丰富。然后，辛辣、刺激的东西得少吃，它们可能刺激呼吸道，让咳嗽更厉害。咖啡、酒精这些也最好别碰。最后，多喝水，帮助身体代谢，促进药物排出。

19.得了耐药结核病，可以锻炼身体吗？

对于耐药性肺结核患者来说，能否锻炼要看个人病情。患者如果病情反复，结核菌在体内大量繁殖，对药物也不敏感，而且症状明显，比如感到乏力、消瘦或持续低热，这时候最好还是多休息，避免锻炼，因为锻炼可能会消耗太多体能，对病情恢复不利。当通过药物敏感试验找到合适的抗结核药物，病情开始好转，那些让人不舒服的症状，比如乏力、消瘦、低热、精神不振、没食欲、咳嗽、胸闷等都减轻或消失后，患者就可以考虑适当锻炼了。锻炼可以选择一些温和的方式，比如慢跑或太极拳，这些活动有助于增强心肺功能，促进身体恢复。总之，耐药结核病患者在考虑锻炼时，一定要根据自己的身体状况，听从医生的建议，选择适合自己的锻炼方式和强度。

20.得了耐药结核病，能干些轻体力的活儿吗？

得了耐药结核病，治疗是关键，要在专科医生的指导下进行。如果有咳嗽、咳痰、发热等症状，或者还在传染期，最好还是休息，别干活，避免把病菌传给别人。但如果病情控制住了，不传染了，自己感觉也挺好，做些轻松的家务活是可以的。比如扫扫地、擦擦桌子，这些活动能帮助活动身体，促进血液循环，对恢复有好处，不过时间不要太长，每天半小时左右就差不多了。总之，得了耐药结核病，能不能干活儿，得看病情和传染性。如果身体允许，做些轻松的家务活还能帮助身体恢复。但记得，别累着自己，适度最重要。

21. 得了耐药结核病，能怀孕吗？如果怀孕了该怎么办？

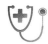

结核病尤其是耐药结核病对怀孕有不小的影响。如果患者正在治疗耐药结核病，那么医生是不建议怀孕的。患耐药结核病期间怀孕不仅可能加重患者自身的病情，还可能对胎儿造成不良影响。这会让患者身体的负担更重，影响营养供应，降低抵抗力。分娩时，身体的变化还可能成为结核病灶复发的诱因。抗结核药物也可能影响胎儿，比如导致新生儿畸形、耳聋或软骨发育异常等。如果已经怀孕，但还未治愈耐药结核病，或者在怀孕期间被诊断出耐药结核病，患者应该及时去医院，由医生评估是否需要采取措施。好消息是，如果患者已经康复，并且停药一年以上，通常可以正常怀孕。但无论如何，患有耐药结核病的女性在考虑怀孕前，都应该先咨询医生，确保自己和未来的宝宝都健康安全。

22.怎样消除耐药结核病患者的自卑心理？

耐药结核病患者克服自卑心理，需要患者自己和周围人的共同努力。患者首先要建立治愈的信心，认识到医疗技术的进步让耐药结核病有了治愈的可能，调整心态，接受治疗，这是个长期的过程，可能会有反复，但不必过于焦虑。其次，患者要向已治愈的病友学习，保持积极向上的生活态度，通过社交媒体、阅读等方式与外界保持联系。家属和朋友要多给予关心和支持，体贴患者，用各种方式表达关爱，倾听他们的心声，鼓励他们表达内心感受，帮助他们放松心情，建立起战胜疾病的信心。通过这些方式，患者可以逐渐消除自卑心理，积极面对治疗，家属和朋友的支持也能让他们感受到温暖和力量。

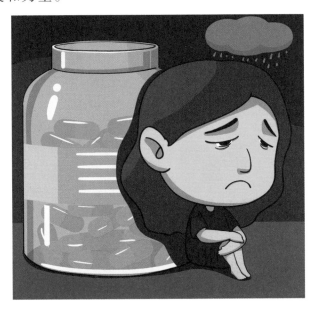

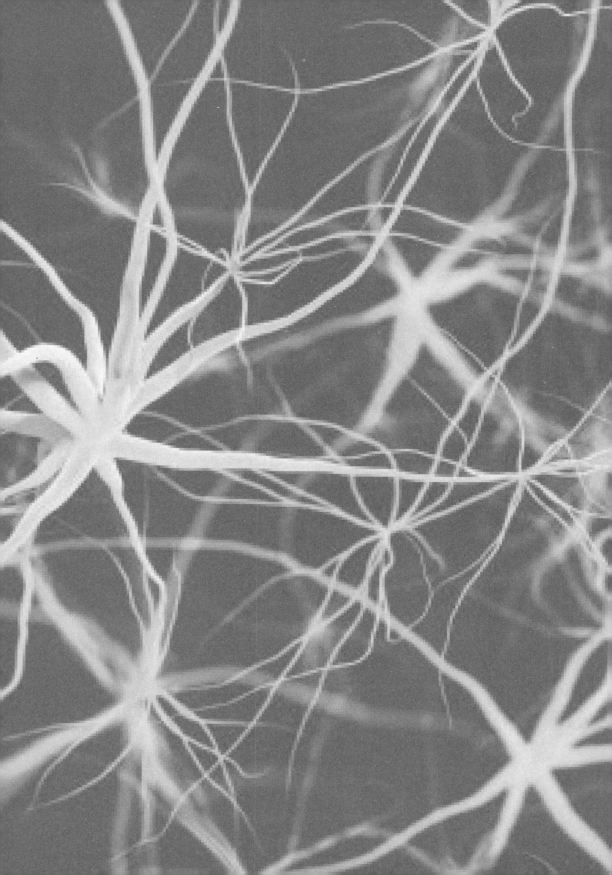

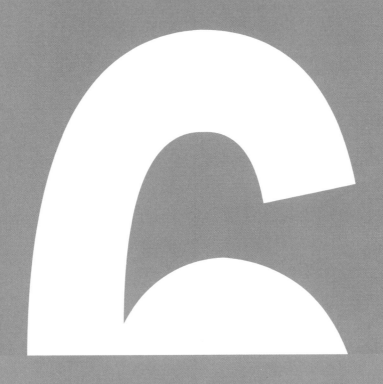

第六篇　结核病治疗的
　　　　　不良反应

1. 接种卡介苗后可能出现哪些不良反应？应如何处理？

 接种卡介苗后两周左右，大多数婴儿接种部位会出现红肿，随后可能化脓或形成溃疡，最终在2~3个月结疤，这是正常的免疫反应。然而，少数情况下可能会出现一些不良反应，例如局部强反应，表现为超过3个月不愈合的水疱、溃疡或脓肿。小水疱通常不需特殊处理，只需保持干燥；而较大的水疱则需用消毒注射器抽吸脓液，并进行局部包扎，避免感染。若出现溃疡，可外用药物治疗。淋巴管（结）炎表现为接种部位淋巴结肿大，早期可通过热敷缓解，若情况没有改善，则可能需要专业处理。如果出现全身播散性卡介苗感染，表现为发热、虚弱、食欲差等症状，需要及时就医。面对这些可能的不良反应，重要的是不要恐慌，通过正确的处理，大多数不良反应可以得到有效控制和治疗。值得强调的是，卡介苗的保护作用远远大于其潜在的风险，接种卡介苗是预防结核病的重要手段。

2. 服用抗结核药物会有哪些不良反应？

 抗结核药物是战胜结核病的有力工具，但它们也可能带来一些不良反应，这是任何药物治疗中都可能遇到的情况。虽然一些患者可能会出现如肝损害、胃肠道不适、神经系统问题或过敏反应等副作用，但这些反应是可以通过医疗监督和适当管理来控制和减轻的。例如，肝损害可以通过定期监测肝功能和调整药物剂量来预防或治疗；胃肠道不适通常可以通过饮食调整和药物管理得到缓解；对于神经系统损害，及时的医疗咨询和可能的药物更换可以减少长期影响；其他不良反应有过敏、肾损害、血液系统损害、关节肌肉损害等，通过及时的医疗干预，通常可以得到有效控制。因此，面对抗结核药物可能带来的不良反应，我们没有必要感到恐慌或惧怕。通过与医生的紧密合作，了解并正确处理这些反应，我们可以更安全、更有效地进行结核病治疗。

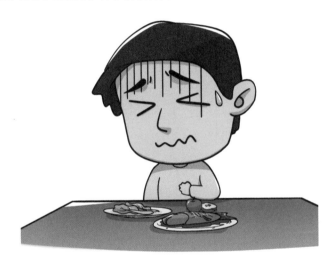

 3. 服用抗结核药期间出现恶心、呕吐、不想吃饭怎么办？

　　在抗结核治疗期间，患者出现恶心、呕吐或食欲下降等胃肠道反应，这可能是药物副作用的一部分。这些症状可能由多种抗结核药物引起，包括利福平、吡嗪酰胺等。首先确认药物的用法和用量是否正确，避免因用药不当导致问题。如果症状较轻，可以先尝试在家观察，同时保持饮食清淡。若症状较为严重，则需要及时就医。需要在排除肝功能损害后调整药物剂量、用法或添加一些抑酸护胃的药物来缓解症状。其次，需要注意的是，如果出现恶心和呕吐，也要警惕是否为肝功能损害的迹象，因为早期肝损害也可能引起类似症状。患者不要因为担心副作用而自行停药或改变用药计划，正确的做法是及时就医，寻求专业意见。通过妥善处理，大多数胃肠道反应都是可以控制的，我们就可以继续有效地对抗结核病。

4. 抗结核治疗期间为什么一定要抽血化验？

抗结核治疗的目的是彻底消灭结核分枝杆菌，加速病灶愈合，消除症状，防止疾病复发，并控制其传播。虽然治疗原则自20世纪70年代以来一直在我国行之有效，但抗结核药物种类繁多，疗程漫长，可能带来的不良反应有时难以预测，极少见的情况下会出现严重不良反应。抽血化验能起到监测部分不良反应的作用。通过定期检查血常规和肝功能，我们可以在早期发现肝肾功能损害或血液系统损害等不良反应，及时进行干预，必要时调整或停止治疗方案。定期的肾功能检测也有助于我们监控尿酸水平，避免潜在的痛风发作。总之，定期抽血化验是确保抗结核治疗安全有效的关键步骤。

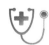

5.服药期间出现肝功能损伤该怎么办？一定要停药吗？

在抗结核药物的服用过程中，如果检查发现肝脏指标，比如转氨酶、胆红素只是轻微异常，没有出现黄疸或其他严重症状，医生可能会建议患者继续观察，同时可能会调整药物种类或剂量，以减轻肝脏的负担。如果肝脏指标升高得比较明显，或者有黄疸等不适，那患者就需要暂时停用那些可能伤肝的抗结核药物，并立即开始保肝治疗。医生会密切监测患者的肝脏状况，直到它恢复正常。在极少数情况下，如果肝脏损伤非常严重，患者可能需要更积极的治疗，甚至抢救措施。这时候，医生会根据患者的具体情况，制订个性化的治疗方案。总之，如果抗结核药物让患者肝脏不适，不必惊慌，关键是要及时就医，听从医生的建议，调整治疗方案。只要处理得当，大多数情况下肝脏都能恢复健康，结核病的治疗也不会受到影响。

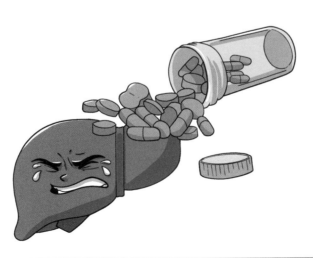

6. 在抗结核治疗中如果肝脏受伤了，是不是多吃几种护肝药效果会更好？

这种想法可不对。抗结核药物确实会增加肝脏负担，有时可能引起肝功能损伤。这种损伤可分为肝细胞型、胆汁淤积型、混合型，损伤的严重程度也不一样。治疗肝损伤时，医生会全面考虑患者的结核病情况、肝损伤有多严重、有没有其他影响因素，还有患者的整体健康状况等。现在没有证据证明多吃几种保肝药效果就会更好。实际上，很多保肝药也得靠肝脏来代谢，如果吃太多，反而可能给肝脏增加负担，让肝损伤更严重。对于混合型的急性药物性肝损伤，医生可能会考虑用两种药物联合治疗，一种降转氨酶，一种改善胆汁淤积。但这都得根据具体情况来定。所以，出现药物性肝损伤患者并不能靠多吃护肝药来调理，合理用药才是关键。

7. 抗结核药会不会影响肾脏的功能呢？

抗结核药物在帮助我们抗击结核病的同时，确实有可能对肾脏造成一定的影响，特别是当我们用比较大的剂量或者长时间使用的时候。比如，利福平在某些情况下可能会影响肾脏，引起的问题通常是急性肾小管间质性肾炎，这是一种免疫反应，患者可能会出现发热、皮疹、肾功能快速下降和血尿等症状。另外，乙胺丁醇主要是通过肾脏排出去的，如果用的剂量大或者肾脏功能本身就不好的人用这个药，可能会导致药物在身体里积累，引发肾毒性或者加重肾脏问题。乙胺丁醇还可能引起血液中尿酸增高，有时候会导致痛风性肾病。还有一些抗结核药物，比如链霉素和卡那霉素等氨基糖苷类药物，也可能对肾脏不太好，它们通过肾脏排出，可能会引起急性肾损伤，尤其是用量大或者用得久的时候更容易有风险。所以，患者在用抗结核药物的时候，要定期检查肾脏的功能，注意自己身体的变化，及时和医生沟通。医生会根据患者的具体情况来调整用药方案，尽量减少对肾脏的影响。

8. 吃结核药期间感到全身疼痛是正常的吗？

　　患者在抗结核治疗期间，如果感到全身疼痛，这可能是药物副作用的一部分，但不应被视为正常现象。某些抗结核药物，如喹诺酮类或吡嗪酰胺，可能会影响骨骼、关节和肌肉，导致疼痛。喹诺酮类药物有时会引起成人的骨关节损害和肌肉疼痛，而吡嗪酰胺可能因影响尿酸排泄，引发类似痛风的关节痛。如果出现这种情况，患者首先要做的是确定疼痛的具体部位和性质。患者应尽快进行血液检查和影像学检查，以排除其他可能的疾病，如关节或肌肉损伤、肩周炎或风湿性疾病，一旦确认疼痛与药物相关，可能需要停用引起问题的抗结核药物。此外，如果检查发现高尿酸血症，患者应采取低嘌呤饮食，并增加水的摄入量。在医生的指导下，患者可能还需要使用药物来帮助控制症状。重要的是，患者不要默默忍受疼痛，而应及时与医生沟通，适当地调整治疗方案和生活方式，这可以有效控制或缓解全身疼痛，确保抗结核治疗的顺利进行。

9.吃了结核药后"小便发红"应该怎么办？

如果患者在服用结核药物后发现小便颜色变红，这可能是正常现象，特别是利福霉素类药物，它们有时会导致体液变色，包括尿液、汗液等。这种变色可能呈现为黄色、橙色、红色或棕色，通常不是大问题，停药后颜色会逐渐恢复正常。但是，如果小便发红的同时，患者感到尿频、尿急或尿痛，或者尿液中出现血凝块或絮状物，这可能是泌尿系统感染或结石等更严重问题的信号。这时候，患者不应该掉以轻心，而应尽快到正规医疗机构进行检查，以确定真正的病因。

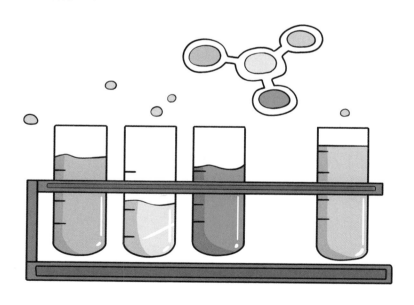

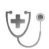

10. 吃结核药期间身上起疹子怎么办?

如果患者在抗结核治疗期间发现身上起了疹子,这可能是药物引起的过敏反应,也就是俗称的"药物疹"。这种情况可能由多种抗结核药物引起,包括利福平、链霉素和喹诺酮类药物等。遇到这种情况,患者首先要立即停止服用所有可能引起皮疹的抗结核药物,包括任何辅助用药,然后尽快前往正规医疗机构进行检查。在等待诊治的同时,患者尽量避免接触已知的过敏源,比如某些食物,如牛奶、蛋类等。大多数情况下,停药后皮疹会在一段时间后自行消退。但如果患者症状严重,比如伴有高热、过敏性休克或疱疹性皮炎,就需要立即接受正规治疗。当症状缓解后,患者可能需要在医生的监督下逐步重新使用抗结核药物。这个过程需要谨慎进行,通常从不太可能引起过敏反应的药物开始,从小剂量开始,然后逐渐增加。确定引起过敏的药物后医生可能会选择其他替代药物来继续治疗结核病。总之,出现药物疹时,及时停药并就医,大多数患者都能够安全地继续抗结核治疗。

11. 服用抗结核药物期间视物模糊怎么办?

患者在吃抗结核药的时候,突然发现看东西变得模糊,就像是眼镜没擦干净一样,这时候最好的做法就是赶紧去医院找医生检查一下。视物模糊可能是由很多原因造成的,比如近视、远视或者散光，通常只需要配个眼镜就能解决。但也可能是一些眼病比如白内障或者青光眼的症状，这就需要专业的医生来诊断了。如果患者在医院检查后，确定眼睛本身没什么问题，那可能就要考虑是不是由抗结核药物引起的。有些抗结核药物，比如乙胺丁醇，可能会影响视神经，造成视物模糊。如果是药物引起的，一般及时停药调整治疗方案，可以避免对眼睛造成更大的伤害，患者可同时用一些保护视神经的药物，视力是有可能恢复的。

12.吃了结核药，皮肤变黑了怎么办？

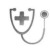

患者在服用抗结核药物后发现皮肤变得暗沉或变黑，这可能是药物引起的一种常见现象。一些抗结核药物，如吡嗪酰胺和喹诺酮类，可能会在阳光照射下产生光敏反应，让皮肤看起来呈红棕色或出现红斑。氯法齐明也可能在服用后不久导致皮肤和黏膜颜色变深，有时甚至变成黑色。此外，药物可能间接影响肝脏和肾脏功能，如果这些器官受损，可能会导致营养不良或代谢问题，进而影

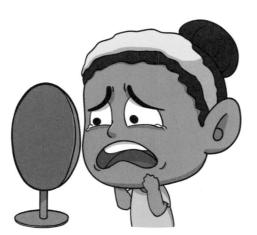

响皮肤颜色。幸运的是，大多数由药物引起的皮肤变黑在停药后会逐渐恢复，尽管这个过程可能需要一些时间，从几个月到几年不等。在这期间，患者可能会感到自卑或情绪低落，因此保持积极的心态非常重要。患者

要遵循医生的建议，定期检查血常规和肝肾功能，确保身体状况良好；同时，保持良好的生活习惯，适度参与社会活动，不要因为皮肤颜色的变化而自我封闭。

13. 用了抗结核药后开始掉头发，这是药物引起的吗？

掉头发可能和结核病本身或者抗结核药物有关系。一方面，结核病属于慢性消耗性疾病，它会影响全身，包括让身体长期处于营养不良的状态，这可能是掉头发的原因之一。另一方面，有些抗结核药物可能会影响到内分泌系统，导致一些代谢问题，进而引起脱发。比如，异烟肼、丙硫异烟胺等药物可能和脱发有关。但通常情况下，这种脱发不会太严重，不需要特别处理。患者要坚持完成抗结核治疗，疗程结束后，头发很可能会重新长出来。在这个过程中，保持好心态很重要。患者要注重心理护理，管理好情绪，保证充足的营养，注意休息，适当锻炼，保持心情舒畅，避免因为脱发而产生焦虑、抑郁或自卑等不良情绪。

14. 吃了结核药后手脚发麻，这是什么情况？

患者服用抗结核药物后，有时可能感到手指和脚趾有些发麻，就像戴上了无形的手套和袜子。这种症状医学上称为外周神经病变，是某些抗结核药物可能引起的副作用。常见的药物包括异烟肼、环丝氨酸、乙胺丁醇、阿米卡星和利奈唑胺等。如果出现这种情况，患者不要过于担心，因为通常有方法可以缓解这些症状。患者可以尝试口服维生素 B_6 或多种维生素，这有助于改善神经功能。如果症状持续或加重，医生可能会调整药物剂量，或者在必要时更换药物。此外，对于症状较为严重的患者，医生可能会开一些抗抑郁药物或抗惊厥药物来帮助减轻麻痛感。值得注意的是，如果患者本身有糖尿病等可能影响神经的疾病，出现这些症状的可能性会更高。因此，在治疗过程中，患者要与医生保持密切沟通，及时反馈症状变化。大多数情况下，这些症状都是可管理的，而且随着治疗的调整，症状多可得到改善。

15. 中药治结核病，副作用会不会小一些呢？

结核病在中医里叫"肺痨"，就是身体正气不足，让那种叫"痨虫"的坏东西侵害了肺。现代医学发现，中药不仅能帮着缓解症状，还能减轻西药带来的一些不舒服。比如，有的中药像当归、白芍，它们就像肝脏的保镖，吃了能保护肝脏不受药物伤害。还有土茯苓、苍术，它们能帮助身体排尿酸，防止痛风。枸杞、黄精有利于滋补肝肾。白术、山药还能缓解胃肠道的不适。不过，虽然中药有这么多好处，但它目前还不能单独挑大梁，取代西药治疗结核。中药更多是作为西药的好帮手，两者一起，效果才更好。最重要的是，用中药得去正规医院，找专业的中医师开方，别轻信民间偏方。总之，中药是个好东西，但要用得其所，才能发挥它的最大效用。

16. 免疫治疗听起来"高大上"，但它会不会带来副作用？

免疫治疗在结核病治疗中是个有潜力的选择，但它并非没有风险。这种治疗手段通过激活或增强身体的免疫反应来对抗结核菌，用的药物包括一些细胞因子制剂，比如干扰素-γ和白介素-2，还有其他生物制剂，像母牛分枝杆菌菌苗。虽然免疫治疗能提高身体抵抗力，帮助抑制结核菌，但它也存在"双刃剑"效应。用得不对，不仅可能无法产生保护性免疫，还可能加重病情。常见的副作用包括过敏反应，如发热、头晕、乏力，有的患者可能感到疲劳、肌肉酸痛。注射部位有时会出现红肿、硬结或疼痛，少数患者还可能出现皮疹。采用任何治疗都需权衡利弊，在专业医生的指导下，免疫治疗可以成为抗击结核病的有力辅助。

17. 治疗肺结核吃药 20 天后发热，X 线片显示肺部病灶增多，这是药物副作用吗？

患者治疗肺结核期间，如果出现了发热，或者 X 线片显示肺部病灶似乎增多，这并不一定是药物的副作用。无论如何，及时去医院检查是正确的选择。出现发热可能与药物有关，也可能是新的感染或病情本身的加重，这需要医生综合评估。特别要注意的是，在治疗过程中，有些肺结核患者可能会出现一种叫作类赫氏反应的情况，这有时会被误认为是肺癌、肺炎、耐药肺结核或药物不良反应。类赫氏反应可能表现为治疗中体温再次升高、出现发热，或者胸腔、腹腔积液增多，淋巴结肿大等看似病情恶化的症状。这种情况多发生在开始治疗的 1 到 3 个月，尤其在 2 个月内，青壮年患者中较为常见。这是因为大量结核菌被杀死后，释放的物质引起了身体的免疫反应，这其实是一种假性的病情恶化。医生可能会建议患者继续原有的治疗方案，或者在此基础上加用激素来减轻炎症反应，缓解症状。所以，出现这些症状时，患者不必过于担心和焦虑，关键是要及时就医，根据医生的指导调整治疗方案。

❓ 18.高血压患者得了肺结核，吃抗结核药后血压就上去了，这是怎么回事？

这种情况可能是由于抗结核药物和患者正在使用的降压药之间发生了相互作用。肺结核本身通常不会导致血压升高，但在治疗肺结核时，患者如果同时使用某些抗结核药物，就可能会影响降压药的效果。特别是利福平这类抗结核药物，它是一种强效的肝药酶诱导剂，能加速肝脏对降压药的代谢，比如我们常用的钙拮抗剂（如硝苯地平、氨氯地平）和β受体阻滞剂（如美托洛尔）。这种加速代谢会让降压药在体内的停留时间缩短，药效减弱，导致血压控制不佳。如果患者在使用抗结核药物后发现血压升高，这可能是上述药物相互作用的结果。在这种情况下，医生可能需要调整患者的降压药方案，比如增加剂量、更换其他类型的降压药，或者改用肝药酶诱导作用较弱的抗结核药物，如利福布汀。总之，如果患者在治疗肺结核期间血压出现波动，一定要及时与医生沟通，以便调整治疗方案。

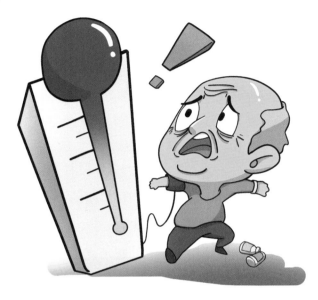

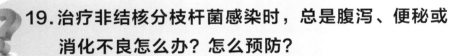

19.治疗非结核分枝杆菌感染时，总是腹泻、便秘或消化不良怎么办？怎么预防？

治疗非结核分枝杆菌（NTM）感染时，要用到好几种抗生素，比如大环内酯类、氟喹诺酮类、乙胺丁醇和利福平，它们在打击坏菌的同时，也可能会影响我们肠道里的好菌，造成菌群不平衡，进而引起腹泻、便秘或者消化不良。要预防和处理这些问题，患者首先得按医生的指导用抗生素，不要自己随便加量或减量。同时，可以在用抗生素的时候，补充一些益生菌制剂，像乳酸菌、双歧杆菌等，帮助肠道菌群恢复平衡。饮食上，多吃点全谷物、水果和蔬菜，增加膳食纤维的摄入，有助于肠道蠕动。还要保证喝足够的水，让肠道保持湿润，帮助消化。另外，保持规律的作息，适量运动，增强免疫力，对肠道健康也是有好处的。

20. 没有心脏病，为什么治疗非结核分枝杆菌病时要定期做心电图呢？

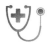

即使患者没有心脏病史，在非结核分枝杆菌（NTM）病治疗期间，医生安排定期做心电图也是有道理的。这是因为一些抗NTM的抗生素可能会影响到心脏。比如，大环内酯类抗生素，如克拉霉素和阿奇霉素，它们有时会引起心电图上的QT间期延长，这可能会增加心律失常的风险。同样，氟喹诺酮类抗生素，比如左氧氟沙星和莫西沙星，在高剂量或长期使用时也可能引起QT间期延长。因为抗NTM治疗通常需要多种药物一起上，这无形中增加了对心脏的潜在影响。定期做心电图能帮助我们及时发现药物可能引起的变化，如果需要，医生就能及时调整治疗方案，避免心脏问题的发生。通常，心电图检查的频率由医生根据患者的具体情况来定。如果在治疗期间患者出现心悸、胸痛、头晕或晕厥等症状，应该马上做心电图，看看是不是心律失常或者有其他心脏问题。总之，定期检查心电图是很有必要的。这样可以帮助我们确保治疗安全，避免不必要的心脏风险。

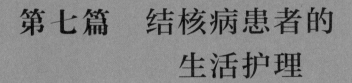

第七篇　结核病患者的
　　　　生活护理

❓ 1.肺结核患者住的地方怎么消毒?

如果家里有肺结核患者，消毒工作很重要。

①痰液处理。肺结核主要通过空气传播，所以处理好痰液是关键。患者咳嗽或咳痰时，要用纸巾捂住，然后把痰吐进装有消毒液的带盖痰杯里。每天要及时清理痰杯里的痰液，用84消毒液、来苏水或漂白粉消毒后再倒进下水道。这些消毒液能在几分钟到几小时内杀死结核菌。

②房间消毒。结核菌怕紫外线。患者住的房间可以用紫外线灯

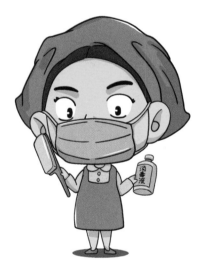

照射来消毒，记得多开窗通风。患者的衣物、被褥、书籍等也可以经常晒晒太阳，紫外线能杀死病菌。

③餐具消毒。结核菌怕热。用100℃的开水能在5分钟内杀死病菌，70℃的水煮10分钟或60℃煮半小时也能杀死病菌。所以餐具可以用煮沸的方法来消毒。

❓ 2.菌阴肺结核患者的碗筷需要分开使用吗?

菌阴肺结核指的是痰涂片和培养都找不到结核菌的情况，这

通常意味着传染性较低，但不能完全排除。虽然痰液检查可能显示阴性，但通过更先进的检测方法，如分子生物学检测，仍有可能发现结核菌的存在，这意味着患者仍可能具有一定的传染性。肺结核主要通过空气传播，当患者咳嗽、打喷嚏或说话时，可能将结核菌释放到空气中。尽管消化系统传播不是主要途径，但共用餐具在理论上仍有可能增加感染风险，尤其是食物或饮料会被带有结核菌的唾液污染。因此，如果条件允许，建议菌阴肺结核患者与他人分开使用餐具，特别是在家庭或集体环境中。这可以作为一种预防措施，减少潜在的传播风险。

3. 家里老人得了肺结核，还能照顾小孩吗？

 如果家里老人得了肺结核，最好暂时不要让他们照顾孩子。老人需要好好休息，专心养病，不能劳累。当老人咳嗽或打喷嚏时，就可能像撒种子一样把结核菌撒到空气中。这些病菌可以在空气中飘荡，如果孩子吸入了这些带有病菌的空气，就可能被感染。因为孩子们的免疫系统还像小树苗一样，正在成长中，所以他们更容易受到病菌的侵袭。特别是如果孩子本身就有免疫力低下的情况，比如有先天性或后天性的免疫缺陷，那他们的抵抗力就更弱了，更需要注意避免和患病老人直接接触。在考虑让患病的老人照顾孩子之前，一定要采取一些防护措施，比如戴上口罩，就像戴上防护面具，阻挡病菌的传播；保持空气流通，多开窗通风，让新鲜空气进来，把病菌吹散；同时，老人要定期去医院检查，听从医生的建议，按时治疗。等到医生说病情已经稳定，或者已经完全治愈了，那时候老人再照顾孩子就安全多了。

4.哺乳期妈妈得了肺结核能够正常哺乳吗？

哺乳期妈妈如果被诊断出肺结核，需要谨慎处理，特别是在治疗初期，如果存在传染风险，要暂时停止哺乳，以避免宝宝感染。此外，虽然研究表明，一些抗结核药物在母乳中的浓度并不算太高，比如异烟肼和利福平，它们在母乳中的含量通常只有治疗剂量的一小部分，但这并不意味着可以完全放心。有些药物对婴儿的发育可能有影响，像氟喹诺酮类药物，它们可能会影响婴儿软骨的发育，所以在哺乳期是严格禁用的。在这种情况下，如果医生开了这类药物，就意味着需要停止哺乳。最重要的是，每个妈妈和宝宝的情况都不同，所以哺乳期妈妈是否哺乳、如何哺乳，应该根据医生的建议来决定。

5.得了结核病能谈恋爱、结婚和生育吗？

结核病患者当然可以拥有爱情和家庭生活，但有一些注意事项需要遵守：如果患者还是单身，并且处于结核病的传染期，最好先专注于治疗，等病情稳定后再开始谈恋爱；如果已经有了另一半，就要坦诚地告诉对方自己的健康状况，并采取防护措施，避免亲密接触传播疾病；如果已经订婚或计划结婚，可等病情完全控制后再举行婚礼。结婚前后的忙碌可能会影响患者的健康和治疗；对于女性结核病患者，在疾病未治疗或治疗期间不宜怀孕。结核病会给孕妇带来很大压力，可能会加重病情或者造成流产。治疗结核病的药物可能对胎儿有害，宝宝也有可能在子宫内感染结核病。但是，一旦结核病完全治愈，在医生的指导下，患者完全可以正常怀孕并拥有健康的宝宝。

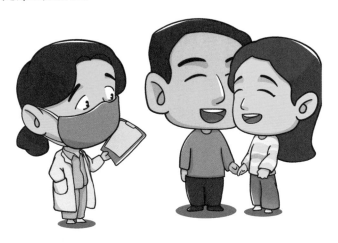

6. 怀孕后发现得了结核病怎么办？

女性在怀孕期间发现了结核病，首先要做的就是尽快联系医生进行专业的诊断和治疗。如果结核病症状严重，或者怀孕早期的妊娠反应比较剧烈，医生可能会建议患者在怀孕的前三个月终止妊娠，以保护母亲的健康。如果结核病处于活动期，患者应该避免怀孕，等到治愈停药至少1年再计划要宝宝。对于那些非活动期的肺结核患者，如果肺功能没有受到太大影响，可以在医生的监护下继续妊娠。孕妈妈在怀孕期间要尽量避免进行放射线检查，因为这些检查对胎儿可能有害。同时，抗结核药物中有些药如异烟肼、链霉素、利福平等可能对胎儿有毒性，因此孕妈妈选择药物时要特别谨慎。此外，怀孕期间孕妈妈要加强营养，保证充足的休息和睡眠。产后结核病的症状有可能会有所加重，所以这类人群一定要密切关注自己的身体状况，及时到医院进行系统检查。

7.结核病患者在饮食上应该注意什么？如何补充营养？

 结核病是个让人体质慢慢消耗的慢性病，很多患者都会面临营养不良的问题。营养不良不仅会拖垮患者的免疫力，还会影响病情恢复。如果治疗初期营养跟不上，治疗效果可能也会打折扣。此外，营养不良还可能加大药物对肝脏的影响。因此，结核病患者在治疗期间，得特别注意饮食和营养。首先，要保证足够的热量，每千克体重至少需要30千卡的热量。其次，蛋白质很重要，要多吃瘦肉、鸡蛋、牛奶、豆制品和鱼肉等优质蛋白。维生素也不能少，特别是维生素A、维生素B、维生素C和维生素D，这些都可以从新鲜的蔬菜和水果中获得。另外，别忘了补充钙质和铁质，这些都是身体恢复所需的重要营养素。

8.得了结核病，能不能吃"发物"？"发物"包括哪些？

 "发物"这个概念来源于中医，指的是那些可能让人出现口

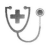

干、牙龈肿痛、便秘等不适的食物。这些食物可能会刺激身体，比如让人觉得体内发热，或者加速血液循环。常见的发物包括花椒、胡椒、羊肉、狗肉，还有可能引发过敏的大虾、蟹，以及可能导致体内湿气加重的饴糖、糯米、猪肉等。日常生活中，大家普遍认为的发物还有魔芋、芋头、大鹅、韭菜、海鲜等。对于结核病患者来说，能不能吃这些所谓的"发物"，并没有绝对的答案。结核病是个消耗身体能量的病，所以保证足够的营养，特别是蛋白质和能量的摄入，是非常重要的。患者应该根据自己的体质和饮食习惯来调整饮食，比如治疗过程中出现尿酸高，可能就要少吃一些海鲜和豆制品。关键是要找到适合自己的饮食平衡，既能满足身体对营养的需求，又不会加重病情，引起不良反应。

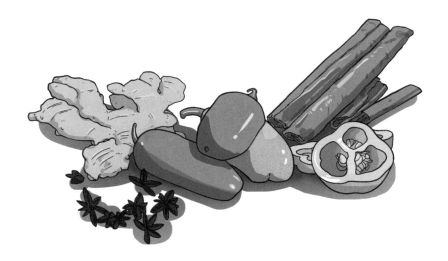

 ## 9.结核病患者需要忌口的食物有哪些？

 　　结核病患者的饮食并无绝对禁忌，但有些食物可能会加重病情或影响治疗效果。辛辣食物如辣椒、生姜、洋葱等要避免，因为它们可能刺激呼吸道，让咳嗽更厉害。油腻的食物和生冷食品，比如冰镇饮料，可能给胃肠带来负担，影响消化吸收。含咖啡因的饮品，如咖啡和浓茶，可能会刺激胃酸分泌，对胃肠道不利。烟酒更是大忌，它们会削弱免疫力，影响治疗效果。如果患者对某些食物过敏，也应避免摄入，以免引起过敏反应。治疗期间患者如果出现高尿酸血症，高嘌呤食物如动物内脏和海鲜就要忌口。油炸和过硬的难消化食物也要避免，它们可能加重胃肠的负担。此外，一些热性水果，如桂圆、荔枝、樱桃、山楂、杧果和榴梿，可能加重咯血患者病情，不利于身体恢复。

10. 抗结核药物与饮食有关系吗？

抗结核药物的确和饮食有关联，合理调整饮食有助于药物发挥最佳效果。例如，服用异烟肼时，应避免与乳类、糖类及含乳糖的食品同时摄入，因为它们可能干扰药物吸收，减少药效，但服药后两小时再进食影响就不明显了。利福平类药物则不宜与茶水、豆浆等同服，因为这些饮品可能影响药物在胃肠道的吸收，建议在早餐前1~2小时空腹服用。对于有肝炎或肝损伤的患者，应控制脂肪和食盐的摄入，并严格戒酒。肾功能不全的患者应谨慎高蛋白食物的摄入，以避免尿毒症。糖尿病患者则需要控制饮食中的糖分，防止血糖过高。因此，结核病患者在治疗期间应根据医生的指导和自身情况，合理安排饮食，以确保药物疗效并促进康复。

11.喝滋补汤对结核病患者有好处吗？

结核病是个需要好好补充营养的病。因为身体需要能量来打败病菌，但很多结核病患者可能胃口不太好，家里人就会想着炖些好消化的滋补汤来帮忙。不过，滋补汤虽然听起来不错，但其实汤里的嘌呤挺高，嘌呤多了可能会让尿酸升高，特别是如果患者正在吃某种抗结核药，就更要注意了。如果尿酸太高，可能会引起痛风。其实，汤里的营养成分远不如肉里的多。肉里的蛋白质更多，质量也更好，对身体恢复更有帮助。所以，结核病患者不妨多吃点炖得烂烂的肉，少喝点汤。

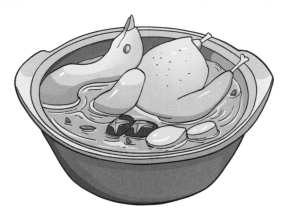

12.肠结核患者的饮食需要注意哪些？

肠结核是一种由结核分枝杆菌引起的肠道感染，大多和肺结核有关。这种病好发于中青年，特别是女性。如果得了肠结核，早期治疗和调整饮食特别重要。肠结核患者要吃得有营养，增强身体抵抗力，应该多吃富含优质蛋白和维生素的食物，比如鸡蛋、牛奶、瘦肉、鱼肉等，这些食物容易消化，对身体恢复有好处。同时，要避免吃生冷、硬或者辛辣的食物，这些食物可能刺激肠道痉挛，诱发肠梗阻、肠穿孔等发生，加重病情。浓茶、咖啡等饮料也要少喝，最好戒烟戒酒。如果肠道功能受损，比如有肠梗阻的情况，患者可能需要接受禁食、胃肠减压、灌肠等治疗，并通过静脉输液来补充营养，这时候要定期做营养评估，确保身体得到足够的能量和营养。

13. 糖尿病患者得了肺结核，能不能补充营养？与控制饮食是矛盾的吗？

糖尿病和肺结核的饮食要求确实有点互相"打架"，但别担心，我们总能找到平衡点。糖尿病患者需要严格控制饮食，特别是碳水化合物，来保持血糖稳定。而肺结核患者因为身体在和病菌做斗争，需要更多的蛋白质和热量来补充能量，修复身体。所以，糖尿病合并肺结核患者的饮食管理要兼顾两者：适当放宽一些饮食限制，增加热量和蛋白质的摄入，但不要过量；选择优质蛋白，比如鱼肉、瘦肉、豆制品，同时多吃蔬菜和水果，补充维生素和微量元素；避免吃太多甜食和含糖饮料，减少血糖波动；采取多餐制，每餐少吃一些，分散摄入，避免血糖一下子升太高；定期监测血糖，根据血糖情况调整饮食和药物。总之，糖尿病合并肺结核患者的饮食管理要在医生或营养师的指导下进行，制订适合自己的饮食计划，既要控制血糖，又要保证足够的营养来帮助身体抵抗结核病。

14. 患者在治疗肺结核期间睡眠很差，是结核病引起的吗？如何改善睡眠呢？

　　肺结核确实可能搅扰患者的美梦。首先，结核分枝杆菌搞破坏，可能让人咳个不停、胸闷气短，特别是晚上，这些症状让人难以入睡。其次，它还可能带来发热、夜间出汗这些不舒服的症状，影响睡眠。再加上，肺结核患者可能会担心这担心那，比如治疗效果、生活影响，甚至怕传染给亲朋好友，这些心理压力也能让自己夜不能寐。想要改善睡眠，患者首先得积极治疗肺结核，听医生的话，按时吃药，定期复查。如果咳嗽、出汗这些症状影响睡眠，要及时告诉医生，调整治疗方案来缓解这些症状。同时，如果心理压力太大，不妨多和家人、医生沟通，把心里的担忧说出来，因为倾诉是一种很好的缓解方式。另外，异烟肼等药物也可能对神经系统产生不良影响，引发失眠、焦虑等情况，这需要在医生的指导下调整用药。总之，肺结核是可以治愈的，规范治疗，保持乐观，慢慢来，睡眠会好起来的。

15. 吃了结核药，能喝茶吗？能喝酒吗？

　　患者在结核病治疗期间，一般来说喝茶是没有问题的，它不会让肺结核变得更糟。不过，最好别用茶水来服药，因为茶水可能影响药物的效果，甚至增加副作用。建议在服药后等上2小时再喝茶，而且不要喝浓茶，应选择清淡的茶，多喝温开水。另外茶叶中的鞣酸会影响血液中铁的吸收，缺铁性贫血的患者需慎用。至于喝酒，那就得说"不"了。喝酒不仅对胃不好，还可能伤肝。抗结核药物有时会让肝脏受累，如果再加上酒精，肝脏的负担就更重了，

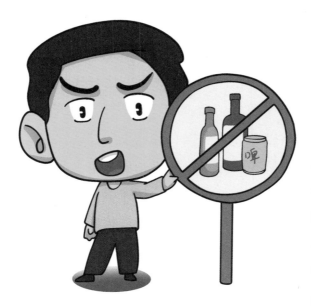

这不仅会影响药物的效果，还可能加重肝脏损伤。酒精还会刺激胃肠道，让胃肠道更不舒服，影响药物的吸收。所以，患者吃结核药的时候，还是远离酒精比较好。保持良好的生活习惯，合理饮食，加强营养，这样对治疗结核病更有帮助。

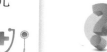

16. 结核病患者为什么要戒烟？

结核病患者戒烟至关重要，原因有很多。首先，吸烟时吸入的烟雾会导致气管和支气管黏膜肿胀，产生大量黏液，引起小支气管痉挛和气道狭窄，这会削弱正常的排痰功能。换句话说，吸烟让呼吸道状况变得更糟，对结核病患者的肺部恢复极为不利，并且也是慢性阻塞性肺疾病及肺部肿瘤发生的诱因。其次，研究表明，吸烟可能使肝脏中的酶活性增强，这会加速药物在肝脏中的代谢，从

而降低药物在体内的吸收和利用效率。这意味着患者可能需要更多的药物和更长的时间来达到治疗效果。再者，烟雾中的有害物质还会妨碍肺结核病灶的愈合，可能导致原本静止的病灶恶化，从而延长治疗时间，增加药物使用量。研究发现，吸烟者抗结核药物使用总量和时间是不吸烟者的四倍，且病灶愈合速度更慢。因此，为了提高治疗效果和加速康复，结核病患者戒烟是非常必要的。

17. 结核病患者如何提高自身免疫力？

结核病患者可从以下几方面提高免疫力：保证每天有充足的睡眠，一般应维持在7至8小时；规律睡眠，尽量不要熬夜；可多食富含优质蛋白质的食物，比如瘦肉、鸡蛋、牛奶等，注意补充维生素A、维生素B、维生素C、维生素D，多食新鲜蔬菜、水果，不挑食，均衡饮食，合理搭配；戒烟戒酒，不喝浓茶、咖啡等饮料；根据自身情况，可进行适当的、强度不大的运动，如散步，不要剧烈运动，尽量不使自己感觉疲劳。根据医生的建议，必要时可用免疫调节剂以提高疗效。

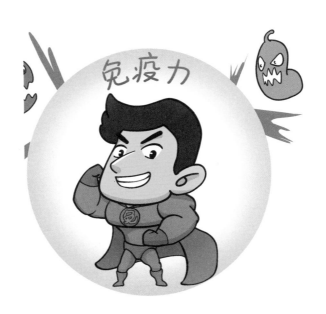

18. 结核病患者应保持怎样的情绪和心态？

 结核病患者的情绪和心态对治疗和康复非常重要。首先，保持乐观积极的心态，相信自己能够战胜疾病，要有坚定的信心和勇气，同时家人和朋友的支持也会让患者更坚强。其次，尽量避免焦虑和抑郁的情绪，如果需要，可以寻求专业的心理咨询或治疗。患者要了解结核病的真实情况，不要被错误的观念误导，明白这个病是可以治疗的。每个人的情况都不同，所以治疗方案也要因人而异。在治疗过程中，自己要留心身体和情绪的变化，按时吃药，定期去医院检查，防止病情反复。此外，社会的支持也很重要，不要害怕寻求帮助。最后，如果感到心理上有压力，患者要及时接受心理干预，这对康复非常有帮助。

19. 得了结核病后可以进行体育运动吗？

 结核病患者能不能做运动，得看病情是否严重，还有自己的感觉怎么样。如果是在结核病活动期，特别是肺结核，因为细菌可能会传播给别人，所以患者最好不要做那些让人气喘吁吁的剧烈运动。在治疗刚开始时，患者仍然以好好休息为主，帮助身体恢复，这个时候，就别做太激烈的运动了，可以散散步，或者做一些轻松的拉伸，这样可以让身体保持活力，又不会太累。随着治疗的进行，患者会慢慢感觉身体好起来。在医生的建议下，患者可以慢慢

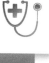

开始增加活动量，但仍然要时刻记住任何运动都别做到上气不接下气或者感觉太累。当不确定能做哪些运动时，患者可去咨询专科医生，医生会根据具体情况，比如病情怎么样、治疗进展如何、身体整体感觉等，给出最合适的建议。

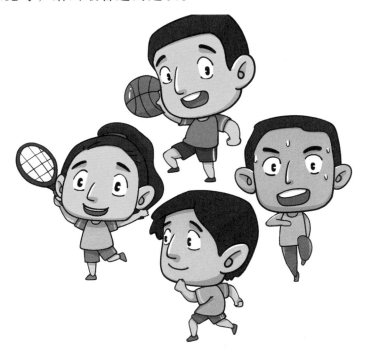

20.结核病患者能不能干体力活？

结核病患者能否从事体力劳动，需要根据个人病情和身体状况来判断。在结核病活动期，患者需要充分休息，避免劳累，以免加重病情。如果体力状况良好，病情得到有效控制，患者或许可以进行一些轻度的体力劳动。对于处于恢复期的患者，如果身体状况明显改善，且不再具有传染性，可以逐步恢复日常活动和工作。但这一切都要在医生的指导下进行，医生会根据患者的具体情况提供专业建议。结核病患者应避免从事可能加剧疾病或导致疾病传播的工作，特别是在通风不良或人员密集的环境中。切记避免过度劳累及熬夜。此外，每个患者的体质和病情都有差异，因此能否从事体力劳动需要进行个体化评估。

21.结核病患者外出旅行应注意什么？

结核病患者打算外出旅行时，得好好规划一下。首先，如果病情稳定，医生也同意了，那就可以准备行囊了。但旅行中得注意，别让自己太累，预防感冒，注意卫生，规律作息，一旦觉得不舒服，赶紧去医院。选择交通工具时也得留心，飞机虽然快，但可能会因为起飞时的加速度和高空缺氧影响身体，特别是有肺部疾病，如胸膜炎、肺大疱、严重贫血或者感染严重的朋友，最好别坐飞机。如果选择飞行，要确保在飞行中不会出现呼吸困难、喘息、胸闷、胸痛或发绀等症状，必要时需要紧急吸氧。动身前要睡个好觉，保持精神饱满。总之，结核病患者外出旅行，要确定病情允许，听从医生的建议，保证旅途的愉快和安全。

22.淋巴结结核破溃了，该怎么办呢？

面对淋巴结结核破溃，患者要保持冷静，不要焦虑或沮丧。首先，用生理盐水或消毒液轻轻清洁伤口，去除脓液；根据医生建议，可以直接在伤口上用抗结核药物。保持伤口清洁，避免感染，并且根据情况勤换敷料。如果伤口有脓肿，医生可能会建议切开引流。同时，要密切观察伤口，一旦出现红肿或发热等感染迹象，立即就诊。多吃高蛋白食物，帮助伤口愈合。严格遵循医生的治疗方案，不要自作主张调整药物剂量。如果进行了手术，术后伤口护理和适当的锻炼也很必要。在一些情况下，中医中药治疗可以辅助调节身体和促进恢复。

23.肺结核患者术后怎样进行呼吸功能锻炼？

肺结核患者术后的呼吸锻炼要慢慢来，根据自己的情况选择合适的方法。开始时不要太累，随着呼吸能力逐渐变强，可以慢慢增加锻炼的次数和时间。这里介绍几种简单的方法。缩唇呼吸：用鼻子慢慢吸气，然后像吹口哨一样缩着嘴唇呼气。记住，吸气3秒，屏住呼吸2秒，呼气6秒，每天两次，每次5到10分钟。腹式呼吸：可以站着、躺着或半躺着做，把手放在胸口和肚子上，吸气时，肚子要鼓起来，呼气时，肚子要缩回去。每天两次，每次10到15分钟。吹气球法：深吸一口气，然后含住气球，尽量把气吹进去。每次3到5分钟，每天3到4次。

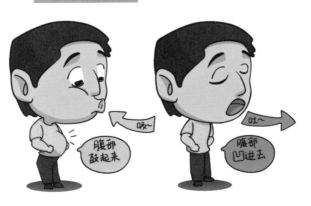

腹式呼吸法

吸~ 腹部鼓起来

吐~ 腹部凹进去

等到身体恢复得更好一些，可以选择一些有氧运动，比如上下楼、散步、慢跑或原地蹲起，运动量和时间要根据自己的体力来定。

24.如何护理结核截瘫患者？

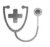

　　结核截瘫患者的护理需要细心和耐心。优质护理可以提高患者生活质量，促进身体恢复。首先，要防止褥疮，需要定期帮助患者翻身，按摩皮肤，促进血液循环，有利于减少下肢血管血栓形成。一旦皮肤有损伤，要立即处理，保持清洁以防感染。其次，由于患者长期卧床，容易患上呼吸道感染，所以护理者要经常帮助他们拍背、翻身，鼓励深呼吸和咳嗽，必要时采取雾化治疗。此外，由于患者胃肠蠕动减慢，便秘也是个问题，护理者可以通过帮助患者腹部按摩、热敷，督促患者多喝水和补充维生素来缓解。功能锻炼也很关键，要帮助患者活动肢体，防止肌肉萎缩和关节僵硬。最后，营养支持非常重要，要确保患者获得均衡的营养，特别是优质蛋白质和各种维生素及微量元素的补充。

25.脊柱结核患者术后怎么锻炼？

　　脊柱结核术后的锻炼要谨慎进行，重点在于慢慢来，量力而为。术后第一天，在医护人员的指导下，患者可以开始尝试关节的屈伸、旋转活动，同时辅助肌肉按摩。床上锻炼也很关键，包括抬头、扩胸、深呼吸和上肢自主活动。第二至第三周，患者可以在床上练习直腿抬高，逐渐增加次数。到了第四周，穿上特制的支具后，患者可以下床活动，以增强脊柱稳定性。正确的起卧姿势很重要：先坐起，无不适再站立行走。支具的佩戴要准确、适度，患者出院后继续按医嘱佩戴，并避免一年内负重或提重物。腰椎术后尤其要避免弯腰，捡东西时应先下蹲。因个人情况差异，具体锻炼计划应遵循手术医生的指导。

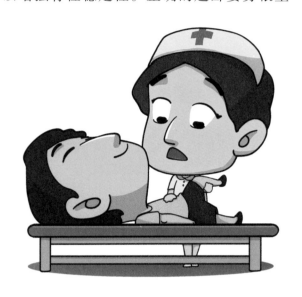

❓ 26.脊柱结核患者术后如何进行护理？

脊柱结核患者术后护理是个细致活儿，首先得密切关注患者的神经功能，术后 24 小时内，观察四肢活动和感觉是否正常，判断肌力和肌张力，大小便有无异常，出现任何神经症状的加重都要立即告知医生。患者术后 72 小时，护理者要勤检查其双腿的感觉和活动能力，留心引流液的量和颜色，防止出血或血肿。胸腔引流管要保持畅通，避免管道堵塞或移位。疼痛管理也非常重要，合适的止痛措施不仅能减轻痛苦，还能帮助患者放松心情。饮食上，要鼓励患者多吃高蛋白、高纤维的食物，多吃水

第七篇

果、蔬菜，促进身体恢复。患者卧床期间，要特别注意其呼吸系统、泌尿系统和皮肤的护理，预防血栓、褥疮等并发症。患者植骨固定术后，要注意其体位，避免患者脊柱扭曲，帮其翻身时要平稳缓慢。患者截瘫脊髓减压术后，由于椎体可能不稳定，帮其翻身时要特别注意，避免影响脊髓功能的恢复。

27.结核性脑膜炎患者出现颅内压增高时，该怎么护理？

当结核性脑膜炎患者伴有颅内压增高时，护理工作要非常细致。首先，患者需要充分休息，卧位头部稍微抬高，15°到30°，这有助于减轻头部压力。保持环境清洁、安静，避免不必要的搬动或体位变化。其次，保持患者呼吸道畅通，及时清理分泌物，适当使用止咳化痰药物，并指导患者有效咳嗽。同时，注意防止便秘，避免患者因剧烈咳嗽或用力排便而引起颅内压波动。吸氧治疗，降低二氧化碳分压，使脑血管收缩，减少脑血流量，帮助降低颅内压。如果患者进行了脑室引流，要确保引流管固定稳妥，保持引流管开口高于侧脑室平面10到15厘米，确保引流通畅，避免颅内压突然下降。此外，密切观察患者的意识状态、瞳孔变化、生命体征、精神状态、头痛情况和四肢活动能力。最后，颅内压增高的患者可能会感到焦虑或情绪波动，护理者需要关注他们的心理健康，并提供及时的心理疏导。

28. 出国劳动者如果被诊断出结核感染但没有结核病，需要治疗吗？能继续出国吗？

　　出国工作，健康是通行证。如果被诊断为结核感染，即使没有活动性结核病，根据 WHO 等卫生机构的建议，感染者也可能需要接受评估和治疗。结核感染意味着体内存在结核分枝杆菌，但尚未发病。尽管如此，感染者仍有发展成活动性结核病的风险，特别是在免疫系统功能降低时。治疗的目的是为了预防感染发展成疾病，同时减少传播给他人的可能性。治疗方案会根据个人情况由专业医疗人员制订。至于能否出国，取决于目的地国家的入境健康要求。一些国家可能要求提供健康证明，包括结核病筛查结果。如果感染者正在接受治疗，可能需要出示医疗文件，来证明正在接受治疗且不具传染性。在计划出国前，咨询旅行医学专家或传染病专家至关重要，他们能提供关于目的地国家的具体要求和建议。遵循医嘱，完成治疗疗程，不仅是对自己负责，也是对他人健康的保护。